DIMAGRIRE SENZA DIETA

con le giuste combinazioni alimentari

Arturo Tentori - Giovanni Turetta

DIMAGRIRE SENZA DIETA

con le giuste combinazioni alimentari

Giovanni De Vecchi Editore - Milano

Progetto grafico della copertina: Studio di Consulenza Grafica Giovanardi e Piccaglia

Foto di copertina: Grazia Neri

Parte prima
Alimentazione e salute

Mettersi a dieta

- Seguire una dieta vuol dire essenzialmente usare il buon senso nel proprio modo di alimentarsi.
- Non eccedere con alcuni alimenti e non eliminarne completamente altri, ma seguire dei semplici criteri di scelta che permettano di abbinare correttamente i cibi, nel rispetto tuttavia delle tradizioni gastronomiche.
- Raggiungere e mantenere il peso teorico è il primo obiettivo a cui mirare se si vuole iniziare una dieta dimagrante.
- Dimagrire non deve essere mai fonte di ansietà e di fobie; in tal caso la nevrosi e i sensi di colpa avrebbero sicuramente delle influenze negative sul buon esito della dieta.

IL SIGNIFICATO DELLA PAROLA "DIETA"

Nel lessico comune la parola dieta sembra aver assunto un solo significato: quello di dieta dimagrante. In realtà "essere a dieta" è un fatto normale, poiché nel linguaggio nutrizionale la dieta non è altro che l'insieme dei pasti quotidiani preparati con i comuni alimenti che si trovano sul mercato. La "dieta" (o regime alimentare) di ognuno di noi non è qualcosa di standard, valido per tutti i casi, ma il risultato di moltissimi fattori di natura anche non alimentare. Infatti il concetto più ampio della "dieta" si pone in stretta relazione col nostro modo di vivere, con le scelte quotidiane che facciamo nel campo del lavoro, del tempo libero, delle relazioni sociali. Non esiste una dieta che vada bene per tutti, in quanto la variabilità individuale è grandissima e si basa non solo su differenze fisiologiche (età, sesso ecc.) ma anche su differenze sociali (reddito, cultura, tradizioni gastronomiche ecc.). Proprio questi fattori, durante gli ultimi quarant'anni di benessere diffuso, hanno influito in modo negativo sulla nostra alimentazione, determinando l'insorgere di pericolose malattie sociali (prima di tutte l'obesità). Non bisogna però credere che per mangiar bene sia necessario consultare in ogni momento il dietologo o le tabelle di composizione degli alimenti oppure munirsi di pesi e misurini. La guida migliore rimane il buon senso e l'aderenza alla realtà, altrimenti mangiare può provocare ansietà, senso di colpa o, peggio, fobie e ossessioni. I principi fondamentali di una buona alimentazione sono in fondo molto semplici e si possono riassumere in tre parole: moderazione, equilibrio e varietà. È bene comunque ricordare che mescolare a caso i cibi con caratteristiche nutritive differenti può dar origine a rilevanti disturbi digestivi. Infatti l'associazione dei diversi alimenti durante il pasto è oggi molto spesso casuale o soggettiva e non tiene per nulla conto delle compatibilità digestive dei singoli alimenti. Una scorretta combinazione dei cibi porta spesso all'acquisizione di cattive abitudini alimentari che col tempo sono causa di sovrappeso, obesità e altre più gravi patologie. Pasti formati da poche preparazioni (i cosiddetti "monoportata") che rispettino le giuste compatibilità degli ingredienti e che vengano cotti in modo "non impegnativo" per l'apparato digerente, rappresentano la più semplice soluzione rispetto a queste "malnutrizioni" ormai radicate nel nostro modo di mangiare. Moderazione, equilibrio e combinazioni appropriate sono quindi le tre regole essenziali che dobbiamo pian piano far nostre, per avere la garanzia di un peso corporeo ideale e, soprattutto, di un buono stato di salute fisica e psichica.

I PRINCIPI NUTRITIVI

Gli alimenti sono costituiti da sostanze semplici dette principi nutritivi o nutrienti. Nell'organismo queste sostanze svolgono diverse funzioni: ci riforniscono di energia, costituiscono il materiale plastico per la costruzione e il rinnovo dei tessuti corporei, assicurano il corretto svolgimento dei processi vitali.
I principali nutrienti sono i glucidi (detti anche zuccheri o carboidrati), i lipidi (grassi), le proteine, le vitamine, i sali minerali e l'acqua.
Ognuno di essi svolge specifiche funzioni, come risulta chiaro dallo schema che segue:

FUNZIONE DEI PRINCIPI NUTRITIVI	
Energetica	Glucidi (amidi, zuccheri semplici) Lipidi (grassi) Proteine
Plastica	Proteine Sali minerali (calcio, ferro, fosforo ecc.)
Bioregolatrice	Sali minerali (calcio, ferro, fosforo ecc.) Vitamine (A, D, E, K, C, B_1, B_2 ecc.)

I diversi principi nutritivi sono tutti indispensabili per la nostra vita e la dieta deve essere tale da garantirne l'assunzione in quantità sufficiente e nelle proporzioni corrette.

I FABBISOGNI DELL'ORGANISMO

Il fabbisogno energetico

Durante ogni giorno della sua esistenza il corpo umano deve svolgere numerosissime funzioni. Deve innanzitutto assicurare il funzionamento vitale di base e lo svolgimento di quelle attività che noi chiamiamo "lavoro" e, nel contempo, accrescersi ed aumentare i tessuti dell'organismo (per esempio durante l'infanzia o la gravidanza) e ricambiare e rinnovare i tessuti che si usurano (per es.: capelli, unghie, sangue, pelle ecc.). I cibi che introduciamo con la dieta devono quindi soddisfare quantitativamente (come energia) e qualitativamente (tipo di alimenti) i fabbisogni corporei, precisamente il fabbisogno energetico e i fabbisogni plastici.
Il bisogno di energia di un individuo si misura in calorie (quantità di calore necessaria per portare un litro di acqua distillata da 14,5 °C a 15,4 °C a pressione atmosferica) e dipende essenzialmente da due componenti:
- bisogno energetico di base (metabolismo basale);
- bisogno energetico di attività.

Bisogno energetico di base

Si definisce come bisogno energetico di base, o metabolismo basale (M.B.), la quantità di calorie utilizzate da un soggetto a digiuno da 12 ore, in riposo fisico e mentale, in neutralità termica e a una temperatura ambiente di 28/31 °C; esprime cioè il valore delle esigenze energetiche fondamentali del corpo in stato di riposo. Comprende l'energia necessaria per le reazioni ossido-riduttive che hanno luogo nelle cellule e per il lavoro degli organi della "vita vegetativa" (apparato cardiovascolare, respiratorio, renale, ghiandolare ecc.). Il valore di metabolismo basale è molto variabile da individuo a individuo, non solo in funzione delle dimensioni corporee ma anche in dipendenza di altri fattori fra cui:
- l'età;
- il sesso;
- la razza;
- il clima;
- la gravidanza e l'allattamento;
- l'allenamento muscolare;
- l'assunzione di farmaci particolari o sostanze nervine (caffeina, teina ecc.);
- il funzionamento delle ghiandole endocrine (per es. la tiroide).

Bisogno energetico di attività

Il bisogno di energia quotidiano varia notevolmente anche in base ad altre fondamentali componenti quali:
- la termoregolazione;
- il lavoro muscolare;
- l'azione dinamica specifica degli alimenti (A.D.S.).

Termoregolazione

Il bisogno di mantenere costante la temperatura corporea interna a circa 37 °C influenza molto il bisogno di calorie quotidiano.
Quando la temperatura dell'ambiente supera i valori di 28/32 °C per l'uomo nudo, questi deve disperdere il calore in eccesso trasferendo acqua alla superficie del corpo e accelerare la secrezione delle ghiandole sudoripare e l'evaporazione dell'acqua.
La produzione di calore in climi freddi richiede naturalmente un consumo molto maggiore di calorie (in zone molto fredde può arrivare fino a 3-4 volte il valore di M.B.).

A.D.S. (Azione dinamica specifica degli alimenti)

Quando utilizziamo i principi nutritivi che introduciamo con gli alimenti nell'organismo spendiamo una certa quantità di energia. In parole più semplici l'A.D.S. è l'energia che consumiamo per trasformare i vari cibi in sostanze utili al funzionamento del nostro corpo (per esempio: il lattosio presente nel latte dovrà essere scisso in zuccheri più semplici e poi trasformato in glucosio per poter essere utilizzato dalle nostre cellule; se invece consumiamo direttamente glucosio questa reazione chimica non è necessaria e quindi risparmiamo energia). L'A.D.S. è molto alta per le proteine e piuttosto bassa per i carboidrati e i lipidi.

Lavoro

Svolgere un'attività muscolare implica un dispendio di energia che varia a seconda dell'intensità e del tempo di durata dello sforzo; al riguardo esistono delle tabelle di riferimento dove è possibile valutare le calorie bruciate durante un lavoro fisico o mentale (vedi tabella a pag. 51).
Tutti i principi nutritivi devono soddisfare in modo equilibrato il fabbisogno calorico; più precisamente le proteine con circa 4 Kcal per grammo, i lipidi con circa 9 Kcal per grammo e i glucidi con 4 Kcal circa per grammo.

I FABBISOGNI PLASTICI

La costruzione di nuovi tessuti durante l'accrescimento e il ricambio di quelli consumati nella vita adulta vengono assicurati essenzialmente dalle proteine (più in particolare dai *mattoni* più semplici che le costituiscono, cioè gli aminoacidi, soprattutto quelli essenziali) e da alcuni sali minerali, come il calcio e il fosforo (necessari per la formazione delle ossa).
Le vitamine, la maggior parte dei sali e l'acqua svolgono invece una funzione regolatrice ed equilibratrice; non forniscono calorie, ma rendono possibili moltissime reazioni biochimiche di fondamentale importanza per il nostro organismo.

IL PESO CORPOREO IDEALE

Il peso ideale è un concetto relativo di non facile definizione scientifica. Molto spesso è soprattutto una questione estetica e varia a seconda dei dettami della moda. In realtà più che di peso ideale si dovrebbe parlare di peso fisiologico normale, in rapporto all'altezza e al tipo di corpo che la natura ci ha fornito. In genere la medicina concorda nel ritenere che il peso ideale corrisponde all'incirca a quello che ognuno di noi ha o aveva all'età di 18-20 anni, al termine cioè di una crescita armonica.
Ogni persona possiede quindi il "suo" peso ideale, tuttavia possiamo definire alcuni fattori che concorrono a determinare dei limiti di accettabilità del peso per ogni persona. I principali parametri di riferimento sono: l'altezza, il sesso, l'età e la struttura corporea. La statura è direttamente proporzionale al peso del corpo, poiché maggiore è la massa corporea. Per quanto riguarda il sesso, le donne, a parità di condizioni, hanno generalmente un peso ideale minore degli uomini. Esiste una precisa relazione tra l'età e il peso corporeo; infatti dopo una crescita continua fino ai 20 anni circa inizia una fase di stasi coincidente con l'età adulta. Dopo i 55-60 anni il peso ideale tende lentamente a calare con gli anni.
La struttura corporea può far variare di molto il peso di due persone aventi uguali gli altri parametri di riferimento. Esistono, infatti, le strutture longilinea, normolinea e brevilinea. In pratica i longilinei sono quelli con gambe lunghe in relazione al tronco; nei normolinei tale rapporto è equilibrato, mentre chi possiede un'intelaiatura corporea più robusta appartiene al gruppo dei brevilinei.
La conoscenza del peso teorico è indispensabile per risalire al fabbisogno calorico giornaliero (anche nel caso di sovrappeso od obesità).
Se volete calcolare il vostro peso ideale e la quantità di calorie necessarie ogni giorno, potete completare la scheda di rilevazione dello stato del peso corporeo a pag. 50.

I DIVERSI TIPI MORFOLOGICI

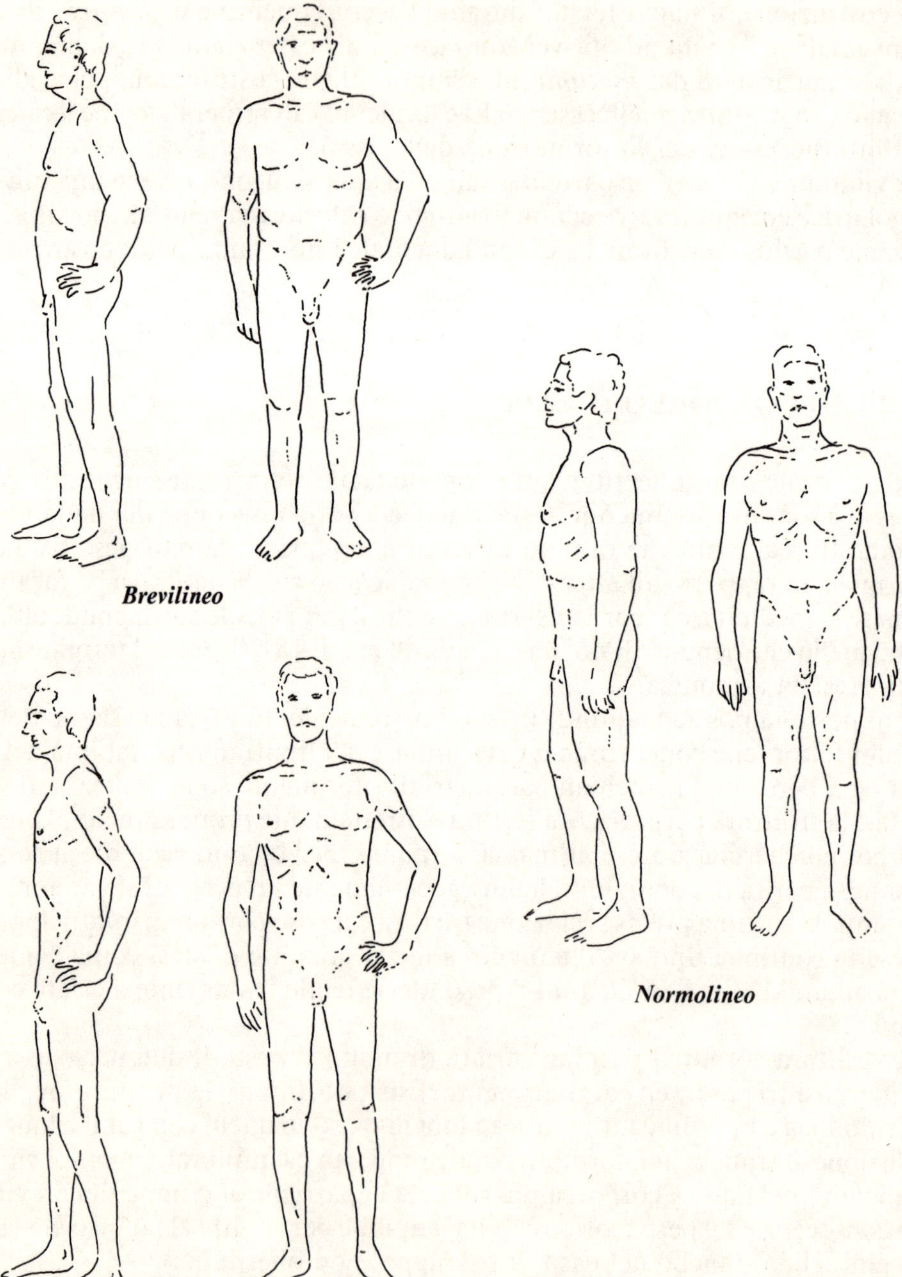

LIMITI DI NORMALITÀ DEL PESO A SECONDA DELLA STRUTTURA CORPOREA

Uomo

altezza (cm)	*longilineo (Kg)*	*normolineo (Kg)*	*brevilineo (Kg)*
167	55,9-59,9	58,6-64,4	62,3-70,3
168	56,5-60,6	59,2-65,1	62,9-71,1
169	57,2-61,3	59,9-65,8	63,6-72,0
170	57,9-62,0	60,7-66,6	64,3-72,9
171	58,6-62,7	61,4-67,4	65,1-73,8
172	59,4-63,4	62,1-68,3	66,0-74,7
173	60,1-64,2	62,8-69,1	66,9-75,5
174	60,8-64,9	63,5-69,9	67,6-76,2
175	61,5-65,6	64,2-70,6	68,3-76,9
176	62,2-66,4	64,9-71,3	69,0-77,6
177	62,9-67,3	65,7-72,0	69,7-78,4
178	63,6-68,2	66,4-72,8	70,4-79,1
179	64,4-68,9	67,1-73,6	71,2-80,0
180	65,1-69,6	67,8-74,5	71,9-80,9
181	65,8-70,3	68,5-75,4	72,7-81,8
182	66,5-71,0	69,2-76,3	73,6-82,7
183	67,2-71,8	69,9-77,2	74,5-83,6
184	67,9-72,5	70,7-78,1	75,2-84,5
185	68,6-73,2	71,4-79,0	75,9-85,4
186	69,4-74,0	72,1-79,9	76,7-86,2
187	70,1-74,9	72,8-80,8	77,6-87,1
188	70,8-75,8	73,5-81,7	78,5-88,0
189	71,5-76,5	74,4-82,6	79,4-88,9
190	72,2-77,2	75,3-83,5	80,3-89,8

Donna

altezza (cm)	*longilinea (Kg)*	*normolinea (Kg)*	*brevilinea (Kg)*
155	44,9-48,6	47,2-48,6	50,8-58,1
156	45,4-49,1	47,7-53,2	51,3-58,6
157	46,0-49,6	48,2-53,7	51,9-59,1
158	46,5-50,2	48,8-54,3	52,4-59,7
159	47,1-50,7	49,3-54,8	53,0-60,2
160	47,6-51,2	49,9-55,3	53,5-60,8
161	48,2-51,8	50,4-56,0	54,0-61,5
162	48,7-52,3	51,0-56,8	54,6-62,2
163	49,2-52,9	51,5-57,5	55,2-62,9
164	49,8-53,4	52,0-58,2	55,9-63,7
165	50,3-53,9	52,6-58,9	56,7-64,4
166	50,8-54,6	53,3-59,8	57,3-65,1
167	51,4-55,3	54,0-60,7	58,1-65,8
168	52,0-56,0	54,7-61,5	58,8-66,5
169	52,7-56,8	55,4-62,2	59,5-67,2
170	53,4-57,5	56,1-62,9	60,2-67,9
171	54,1-58,2	56,8-63,6	60,9-68,6
172	54,8-58,9	57,5-64,3	61,6-69,3
173	55,5-59,6	58,3-65,1	62,3-70,1
174	56,3-60,3	59,0-65,8	63,1-70,8
175	57,0-61,0	59,7-66,5	63,8-71,5
176	57,7-61,9	60,4-67,2	64,5-67,2
177	58,4-62,8	61,1-67,8	65,2-73,2
178	59,1-63,6	61,8-68,6	65,9-74,1

La composizione della dieta

- Anche se dimagrante, un regime dietetico deve essere strutturato in modo corretto, facendo riferimento a queste importanti regole di base:
a) fare un'abbondante prima colazione, prevalentemente glucidica, che copra almeno il 15-20% del totale calorico giornaliero;
b) i due pasti principali della giornata devono essere impostati su menù "monoportata" e prevedere sempre la presenza delle verdure come antipasto o come contorno;
c) la frutta, alimento indispensabile in qualsiasi dieta, oltre che nella prima colazione, deve trovare posto soprattutto negli spuntini e nelle merende.

LA DIETA COME STILE DI VITA

L'alimentazione, a dire di molti ricercatori, non è assolutamente svincolata da tutti gli altri aspetti del nostro vivere quotidiano, anzi influenza i nostri comportamenti e ne viene a sua volta condizionata. Lo stato di benessere fisiologico che tutti vorremmo possedere non può essere raggiunto se non consideriamo come momento fondamentale del nostro vivere quotidiano l'atto del consumare il cibo. "Mangiare" è una pratica non solo meccanica che si realizza nell'ingerire qualcosa che bene o male ci permette di vivere, ma la risultante di un insieme di fattori culturali che prendono forma nel momento in cui ci sediamo intorno a un tavolo apparecchiato. La convivialità e le relazioni sociali, stimolate dal mangiare in compagnia, non devono comunque portare a quelle esagerazioni tipiche delle grandi abbuffate; è bene trovare quindi il giusto equilibrio tra la componente sociale e quella nutrizionale. Durante i pasti grande importanza rivestono fattori quali l'aspetto, l'appetibilità e la varietà dei cibi consumati. La corretta scelta delle associazioni gastronomiche e la loro cottura più opportuna, non solo renderanno più facile la digestione ma influenzeranno favorevolmente l'appetito, quindi il piacere dello stare a tavola e di conseguenza il benessere complessivo del corpo. La scelta della dieta deve quindi tener presente sia l'aspetto nutrizionale (calorie, glucidi, protidi, grassi ecc.) sia quello digestivo (un corretto assemblaggio degli ingredienti) sia quello psicologico (soddisfare appieno i sensi e i gusti personali) se si vuole contribuire positivamente al raggiungimento di un peso corporeo ideale e uno stato di buona salute.

LA DISTRIBUZIONE DEI NUTRIENTI NELLA GIORNATA

Un apporto calorico equilibrato e ben distribuito attraverso i pasti della giornata è alla base di una alimentazione dieteticamente corretta. In particolare secondo i LARN (Livelli di assunzione nutrizionale raccomandati dall'Istituto Nazionale della Nutrizione), il 55-60% del fabbisogno energetico globale della giornata deve essere coperto dai glucidi, il 12-15% dalle proteine e il restante 28-30% dai grassi. Rispettare tali valori significa praticamente "essere in forma". Chiaramente una certa attività fisica aiuta a smaltire e a controllare il proprio peso, ricordando che ogni surplus energetico finisce inevitabilmente con l'accumularsi in tessuto adiposo.

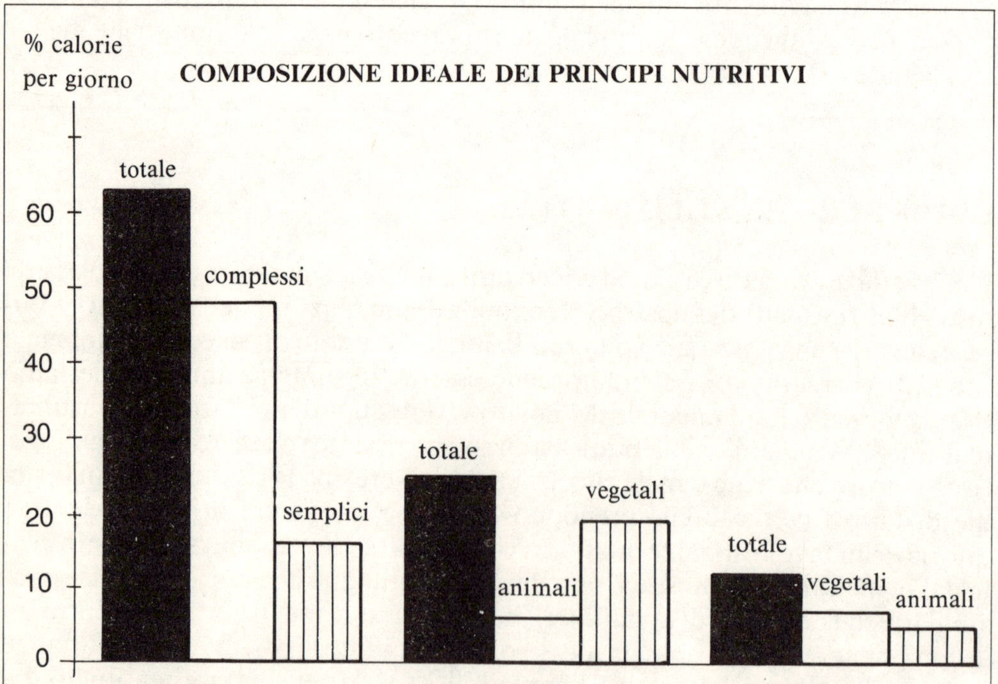

Il grafico di pag. 16 mette in evidenza anche la composizione ideale dei singoli principi nutritivi. La frazione glucidica deve essere costituita per il 75% da polisaccaridi (amido e glicogeno) e solo per il 25% da zuccheri semplici (glucosio, saccarosio, lattosio ecc.); le proteine di origine vegetale (pasta, legumi ecc.) devono essere preponderanti (una volta e mezza) rispetto a quelle derivate dalla carne o dalle uova; anche il consumo dei grassi vegetali (olio d'oliva, di semi ecc.) deve superare quello degli alimenti di origine animale (burro, strutto ecc.). Un regime dietetico impostato su queste basi garantisce inoltre un sufficiente apporto dei principi alimentari non calorici (sali, vitamine e acqua) indispensabili per l'organismo. È bene ricordare che deve essere presente la fibra vegetale (circa 30g/die), che favorisce lo svuotamento intestinale.

LA COMPOSIZIONE DEI PASTI

La vita frenetica che ormai conduciamo è tra le cause principali dell'insorgere di numerose malattie cosiddette "sociali", come l'ipertensione, l'aterosclerosi, il diabete, l'obesità, le affezioni gastro-intestinali. Mangiare rapidamente e in modo "pasticciato", cioè combinando male gli alimenti, è una consuetudine ormai ben radicata nel nostro Paese. Le calorie totali consumate ogni giorno mediamente sono molto più elevate della quota raccomandata da molti ricercatori e istituti specializzati. Purtroppo gli errori alimentari non sono relativi solo alla quantità di cibo, ma anche alla sua qualità e al modo in cui viene consumato.
La moderna dietologia consiglia di distribuire le calorie giornaliere in tre pasti principali. Ciò non significa che non possano essere previste delle merende a metà mattinata o durante il pomeriggio, purché queste non compromettano l'equilibrio globale della giornata, cioè il loro apporto calorico deve essere limitato e prevalentemente di tipo glucidico (per es.: frutta fresca o frullata). Consumare piccoli e frequenti spuntini (alla moda anglosassone), oltre a sottoporre l'apparato digerente a un continuo lavoro, comporta spesso un facile sfondamento della quota calorica prevista. Saltare la prima colazione al mattino o il pranzo e puntare tutto sulla cena serale costituisce un'altra pessima abitudine alimentare che purtroppo molti italiani hanno assunto. Un'abbuffata serale porta a un sovraccarico brusco dell'apparato digerente, che deve così compiere un superlavoro per poter assimilare la massa di cibo ingerita. Inoltre l'elevato afflusso di sangue verso lo stomaco in forzata attività lascia, per così dire, "sguarnito" il cervello, dando luogo a un conseguente stato di sonnolenza post prandiale, una minore attività cerebrale e fisica e una scarsa produttività. Ideale è lasciare a riposo il nostro apparato digerente non oltre le 5-6 ore; infatti dopo questo intervallo si registra un progressivo calo di zuccheri nel sangue (glicemia) e, conseguentemente, una certa deconcentrazione mentale. La merenda mattutina o pomeridiana di tipo glucidico è senza dubbio un ottimo sistema per riequilibrare il contenuto di glucosio del nostro corpo.

L'IMPORTANZA DELLA PRIMA COLAZIONE

Consumare una giusta colazione al mattino è senza dubbio il modo migliore per cominciare una nuova giornata di attività sia sotto il profilo fisico che psicologico. Purtroppo nel nostro Paese questo importante appuntamento è spesse volte trascurato o addirittura saltato; la famosa "tazzina di caffè" non si può certo considerare una colazione sufficiente per iniziare una mattinata. I motivi di lavoro, la mancanza di tempo e anche una certa dose di pigrizia sono le cause principali di questa brutta abitudine che sempre più frequentemente si può osservare anche nei ragazzi e negli adolescenti. La prima colazione serve a dare la carica iniziale e ristabilire il giusto tasso di glucosio nel sangue. Un ragazzo che salta metodicamente la prima colazione rischia una diminuita concentrazione e quindi uno scarso rendimento o, addirittura, di addormentarsi sui banchi di scuola o di lavoro.
La prima colazione deve rappresentare un vero e proprio pasto e coprire almeno il 20% del fabbisogno calorico quotidiano. Deve essere composta da alimenti di facile digestione e assimilazione che vedano la netta prevalenza degli zuccheri (meglio se semplici). Quindi latte, yogurt, miele, pane, cereali da colazione, frutta (fresca o spremuta) e anche un po' di burro sono i componenti ideali di una buona e sostanziosa colazione all'italiana. Consumare di prima mattina uova, pancetta, insaccati o formaggi, come si vede nei film americani, rischia di rendere la digestione più laboriosa e lunga; di certo non deve essere poi seguita da un pasto corposo a base di pastasciutta e ragù, come è d'uso qui da noi.

IL PRANZO E LA CENA

Se la colazione del mattino copre la giusta quota calorica (20% circa), i pasti successivi non devono trasformarsi in abbuffate gastronomiche. Il valore calorico complessivo del pranzo deve aggirarsi intorno al 30-35% del fabbisogno energetico della giornata. La cena serale garantirà le restanti calorie (35-40%, eventualmente diminuite da una merenda a metà pomeriggio).
Fatti questi quattro conti percentuali, il problema sembra risolto. Come abbiamo più volte ricordato, un giusto regime alimentare non si può basare solo sui risultati matematici della somma di calorie, glucidi, lipidi e proteine. Non bisogna sedersi a tavola con la calcolatrice e le tabelle dietetiche, ma, con la massima serenità, cercare di gustare delle preparazioni, appagando i sensi e mantenendo quel senso di convivialità così congeniale allo spirito. Il senso di benessere viene poi accresciuto da una buona digestione, che può essere ottenuta consumando cibi tra loro compatibili, senza che il nostro apparato digerente sia messo in difficoltà.

CONSIGLI PRATICI PER IL PRANZO E LA CENA

- Il pranzo e la cena non devono essere abbondanti e superare il valore calorico prestabilito (compreso il consumo di pane e, eventualmente, di vino).

- È consigliabile optare per un pasto "monoportata" (con un contorno) piuttosto che per un pasto tradizionale (primo, secondo, contorno ecc.).

- Bisogna imparare a dare un "tema nutrizionale" al pasto, avendo cura di alternarlo nel pasto successivo. Se, per esempio, a pranzo consumiamo una preparazione essenzialmente amidacea (pasta, riso, patate), per cena il piatto principale sarà di tipo proteico (carni magre, pesce, formaggi).

- È bene porre molta attenzione al consumo di proteine di origine animale (carni, pesce, uova, formaggi) in quanto a lungo andare possono causare seri disturbi al nostro organismo. Largo quindi al consumo di legumi (anche surgelati) ricchi di proteine vegetali, che possono essere combinati con gli alimenti amidacei senza incorrere in particolari controindicazioni.

- Durante i pasti è bene limitare il consumo di bevande in genere e preferire acqua non gassata. Non bere né il latte né le bibite analcoliche zuccherate.

- Evitare (o limitare al massimo) quelle cotture che appesantiscono la digestione e che prevedono l'impiego abbondante di grassi di condimento (frittura, rosolatura in burro, in olio ecc.).

- Sia a pranzo che a cena devono trovare posto preparazioni a base di verdura cotta o cruda. Quest'ultima rifornisce l'organismo di quelle vitamine termolabili che si perdono con il riscaldamento e la cottura degli alimenti.

- È preferibile non consumare la frutta al termine dei pasti, ma a metà mattina o durante il pomeriggio.

- Concludere il pranzo o la cena con un dolce non deve essere un'abitudine quotidiana, ma una piacevole trasgressione (non più di una volta alla settimana).

Una dieta per ogni condizione

- "A ogni età la sua giusta alimentazione": questa regola è fondamentale per assicurare una crescita ottimale e un mantenimento adeguato del proprio benessere psicofisico.
- Somministrare alimenti salati o particolarmente zuccherini durante la prima o la seconda infanzia può portare a squilibri alimentari che si possono ripercuotere poi per tutta la vita adulta.
- Una iperalimentazione nella fase infantile provoca un accrescimento abnorme del tessuto adiposo (grasso) che frequentemente predispone l'organismo all'obesità nell'età adulta.
- Le tipiche malattie sociali legate all'alimentazione (ipercolesterolemia, ipertensione, obesità e così via) sono spesso il risultato di una dieta sbilanciata e disarmonica; mangiare poco, in modo corretto e soprattutto combinando adeguatamente i cibi è garanzia di un buono stato di salute.
- Durante la gravidanza non bisogna aumentare il proprio peso più di 9-11 kg; un accumulo eccessivo risulterà di difficile smaltimento dopo il parto e potrà favorire successivamente il fenomeno dell'obesità.
- È bene preferire l'allattamento al seno rispetto a quello artificiale: il latte materno, infatti, è specifico per il bambino sotto ogni punto di vista. L'obesità infantile è frequentemente dovuta a una superalimentazione con latte artificiale.

LA PRIMA E LA SECONDA INFANZIA

Durante questa fase l'alimentazione del bambino subisce in pochi mesi trasformazioni tali da condizionare in modo determinante il suo sviluppo successivo. Certamente l'alimento più adatto per il neonato è il latte materno; dopo un periodo di propensione verso il latte artificiale (in particolare tra gli anni '60 e '70), si è passati, in seguito, a un deciso ritorno all'allattamento al seno. Non che il latte artificiale faccia male o sia da bandire per sempre, ma vi sono fattori di carattere non solo nutrizionale che favoriscono la somministrazione del latte della mamma: il latte materno ha una composizione nutrizionale migliore di quello vaccino umanizzato (adatto per l'allattamento umano); contiene, infatti, più lattoalbumina e meno caseina, e ciò è giustificato dalla velocità di crescita più rapida del vitello rispetto a quella di un bambino. Inoltre il latte materno è più ricco anche di lattosio (la fonte energetica del latte), che costituisce il combustibile necessario per tutte le cellule (specie quelle cerebrali); contiene infine dei fattori protettivi immunologici specifici per la specie umana, molto utili per la salvaguardia della salute del bambino nei primi mesi di vita. Il latte artificiale è per lo più commercializzato in polvere e la diluizione viene fatta successivamente con acqua sterile; al contrario quello di donna è già dosato fisiologicamente in modo da risultare di perfetta digeribilità. Bisogna ricordare inoltre che l'allattamento al seno è importantissimo anche sotto l'aspetto psicologico, in quanto favorisce l'instaurarsi di uno stretto rapporto affettivo tra madre e figlio; da non dimenticare infine che un bambino allattato al seno sarà meno predisposto all'obesità infantile. Infatti il periodo critico perché si presenti questo fenomeno è rappresentato dagli ultimi tre mesi di gravidanza e dai primi nove mesi di vita, in quanto uno svezzamento precoce, composto da alimenti solidi a elevato contenuto calorico, porta a un aumento delle cellule adipose, che si ritroveranno in gran numero anche nell'organismo diventato adulto: per cui l'allattamento artificiale e lo svezzamento con cibi solidi a elevato valore energetico possono facilmente favorire il sovrappeso già durante il primo anno di vita. L'allattamento al seno e uno svezzamento (non prima dei 4 mesi) basato su alimenti a forte componente proteica e protettiva (carne, pesce, formaggi, frutta e verdura) costituiscono la migliore dieta per il bambino. Bisogna comunque tener presente che durante lo svezzamento non è corretto somministrare al piccolo qualsiasi cibo, ma si deve iniziare con pochi tipi di alimenti nuovi per volta e sicuramente non allergici (quali uova, fragole, ciliege, arachidi, frutta a guscio). Alimenti ricchi di glutine (frumento, orzo, avena, segale) o di alcuni tipi di sali (spinaci, bietole, per i nitrati) o contenenti alcuni additivi (prosciutto cotto e formaggini, per i polifosfati) non devono rientrare nella dieta del bambino prima dell'ottavo-nono mese a seconda dei casi (alcuni studiosi parlano addirittura di anni). Dare con moderazione il sale (fondamentale il suo dosaggio nei primi anni di vita), lo zucchero, il miele e i dolci.

L'ADOLESCENZA

Due sono le esigenze fondamentali di questo periodo di vita: un forte dispendio energetico e un notevole fabbisogno plastico per soddisfare l'accrescimento. Bi-

L'ALIMENTAZIONE QUOTIDIANA DEL BAMBINO DAI 2 AI 12 ANNI

alimenti	*2-3 anni*	*4-5 anni*	*6-10 anni*	*10-12 anni*
Latte	0,5 litri	0,5 litri	0,5 litri	0,5-0,6 litri
Formaggi	20-25 g	25-30 g	30-40 g	40-60 g
Carni	40-50 g	50-80 g	80-110 g	110-130 g
Uova	2 alla settimana	2-3 alla settimana	3-4 alla settimana	3-5 alla settimana
Burro	10 g	15 g	15 g	10-20 g
Olio extravergine d'oliva	15 g	20 g	25 g	30 g
Pane	50-80 g	100-150 g	150-200 g	250-300 g
Patate (o pasta, riso, legumi)	150 g	180 g	200-250 g	250-300 g
Verdure	150 g	200 g	250-300 g	350-400 g
Frutta	200 g	250 g	300 g	300 g
Zucchero (o equivalenti)	35 g	40 g	50 g	60 g

L'ALIMENTAZIONE QUOTIDIANA DELL'ADOLESCENTE

alimenti	*dai 13 ai 15 anni*		*dai 16 ai 19 anni*	
	ragazze	*ragazzi*	*ragazze*	*ragazzi*
Latte	0,4 litri	0,5 litri	0,4 litri	0,5 litri
Formaggi	50 g	50 g	50 g	60 g
Carni	125-150 g	125-150 g	150 g	150-175 g
Uova	3-5 alla settimana	3-5 alla settimana	3-5 alla settimana	3-5 alla settimana
Burro o margarina	15 g	15 g	15 g	20 g
Olio extravergine d'oliva	25 g	25 g	25 g	30 g
Pane	200 g	250 g	200 g	300 g
Patate (o pasta, riso, legumi)	300 g	350 g	300 g	400 g
Verdure	300 g	300 g	300 g	400 g
Frutta fresca	250-300 g	250-300 g	250-300 g	250-300 g
Zucchero (o equivalenti)	50 g	60 g	50 g	60-70 g
Apporto energetico Kcal	2.100	2.600	2.200	2.800

sogna tener presente che durante l'adolescenza avvengono numerose trasformazioni fisiche e psicologiche che hanno un notevole riflesso sull'alimentazione. Generalmente durante questo periodo si instaurano i primi rapporti sociali esterni (scuola, lavoro, tempo libero), che possono influire non poco sul regime alimentare. Ci riferiamo per esempio ai condizionamenti dovuti agli orari giornalieri (di scuola o di lavoro) che obbligano a "levatacce" mattutine o rientri pomeridiani, che col tempo portano a trascurare appuntamenti importanti come la prima colazione o il pranzo di mezzogiorno. La razione alimentare quotidiana va frazionata in tre-quattro pasti, il più possibile regolari (colazione, pranzo, merenda, cena); la merenda, in particolare, necessita di una speciale attenzione, poiché gli adolescenti sono facilmente inclini al consumo di "escursioni" gastronomiche (bibite, cioccolatini, stuzzichini), che non sono certo classificabili tra gli alimenti più idonei per una corretta alimentazione. Questi "fuoripasto" hanno inoltre una notevole capacità cariogena a causa del loro elevato tenore zuccherino.
Altro comportamento tipico dell'età adolescenziale è l'abbandono di certi alimenti (cosiddetti "da bambini", come il latte), o anche la poca voglia di mangiare verdure, insalate e minestre in genere; questa trascuratezza alimentare può provocare una carenza di calcio e ferro, due sali indispensabili in fase di crescita corporea. Un ultimo aspetto da non trascurare nell'età scolare è la composizione della prima colazione, che deve essere prevalentemente glucidica (miele, pane, cereali, marmellata), in modo da innalzare favorevolmente il tasso glicemico del sangue e aumentare di conseguenza la concentrazione mentale nella mattinata.

L'ETÀ ADULTA

L'alimentazione dell'età adulta è in stretta relazione con il tipo di vita che una persona conduce. È durante questo periodo della vita che cominciano a presentarsi i classici disturbi organici causati da un'alimentazione spesso disordinata e accompagnata talvolta dal consumo di alcol, fumo e bevande nervine. Ipertensione, aterosclerosi, diabete, obesità sono originati anche da un regime alimentare sbagliato e più precisamente da un alto consumo di calorie sotto forma di grassi saturi, di colesterolo e di zuccheri semplici. I criteri che dovrebbero guidare la dieta durante la maturità sono riconducibili a:

- riduzione dell'apporto calorico globale giornaliero;
- controllo del proprio peso corporeo, facendo in modo che non si discosti troppo da quello ideale;
- limitata assunzione di grassi nella dieta (non più del 25% delle calorie totali/die);
- preferenza dei grassi di origine vegetale rispetto a quelli di fonte animale.

LA TERZA ETÀ

Man mano che l'età avanza le esigenze caloriche quotidiane tendono progressivamente a diminuire a causa di una minore attività fisica: è bene quindi limitare la quantità di cibo consumato ogni giorno. Un fenomeno tipico della terza età è rappresentato poi dalla propensione verso gli alimenti particolarmente dolci o sapidi. I primi sono solitamente molto calorici e quelli salati sono controindicati per chi soffre di disturbi cardiovascolari (tipici di questa età). Bisogna inoltre considerare altre modificazioni (fisiologiche e sociali) che avvengono in questa fase della vita e che finiscono col condizionare profondamente il modo di mangiare. Come la capacità masticatoria, che, spesse volte compromessa, obbliga al consumo di alimenti di scarsa consistenza o liquidi. Molto importante è un adeguato apporto salino (specie di calcio e fosforo), vitaminico (vit. D) e di proteine nobili facilmente digeribili (pesce, formaggi teneri ecc.); ma generalmente questi alimenti sono anche tra i più costosi e di conseguenza bisogna tener conto dell'aspetto socioeconomico in relazione a chi deve vivere con entrate mensili limitate o addirittura insufficienti. La solitudine e il senso di inutilità sociale sono altri fattori che portano all'instaurarsi di alcune sindromi da "malnutrizione per difetto", che si manifestano con la rinuncia al cibo e col progressivo abbandono dei contatti quotidiani.

IN GRAVIDANZA

L'alimentazione corretta durante la gravidanza è fondamentale per il buon andamento della gestazione e per lo stato di nutrizione del neonato. L'accrescimento del peso della gestante deve iniziare dopo il primo trimestre e progressivamente raggiungere gli 8-10 kg al massimo al momento del parto. I primi tre mesi di gravidanza, durante i quali il peso rimane pressoché invariato, sono generalmente i più difficili anche sotto il profilo alimentare. Infatti le profonde trasformazioni organiche che avvengono nella donna influiscono molto sulla sfera fisiologica e psichica, determinando nausee, vomiti, senso di inappetenza e intolleranza alimentare (specie per i prodotti carnei). Sarà utile sostituire gli alimenti sgraditi ad alto valore nutritivo con altri di pari caratteristiche. È da ricordare anche che proprio nel primo trimestre sono più frequenti le cosiddette "voglie", che, se non controllate, determinano degli squilibri anche notevoli difficilmente recuperabili. Dal secondo trimestre in poi, particolare importanza assume il consumo di proteine e sali minerali. Le prime sono indispensabili per la costruzione dei tessuti corporei del feto e quindi per il suo accrescimento; i sali minerali (specialmente il calcio, il fosforo e il ferro) devono essere presenti nella dieta in quanto essenziali per la formazione dello scheletro e dei globuli rossi nel sangue. Una dieta inadeguata arreca danni soprattutto alla salute della madre, dato che il feto assorbe da essa tutte le sostanze di cui ha bisogno. Non vanno dimenticate, in questo periodo, le vitamine (specie la vit. A, la D e quelle del gruppo B), che, per essere completamente assorbite, è meglio siano di origine naturale. Solitamente i glucidi sono graditi dalla donna in gravidanza, ma attenzione perché spesso sono i maggiori responsabili di eccessivi aumenti di peso; la gestante dovrà preferire gli amidi allo zucchero e ai dolci. La scelta di prodotti integrali, ricchi di fibra, migliora inoltre la motilità intestinale e combatte le tipiche stipsi di gravidanza. Anche per quanto riguarda i grassi è opportuno puntare verso gli oli vegetali rispetto al burro o lo strutto; ricordiamo, tuttavia, che i lipidi non sono totalmente da abolire perché favoriscono l'assorbimento di alcune vitamine liposolubili (vit. A, D, E, K). Infine due parole sul consumo di caffè e di bevande alcoliche in genere. Per la gestante queste sostanze sono rigorosamente vietate date le possibili conseguenze che tali bevande possono avere sullo sviluppo mentale e fisico del feto.

DURANTE L'ALLATTAMENTO

L'allattamento costituisce un notevole dispendio energetico che va compensato da una dieta qualitativamente completa, ma non per questo esagerata. Non dimentichiamo che durante la gestazione si sono accumulate molte sostanze energetiche, per cui, se in tale periodo la dieta è stata equilibrata, durante l'allattamento sarà sufficiente che la puerpera consumi soprattutto latte, formaggi, frutta e verdura (ricchi di vitamine A e D). Fonti di preziose sostanze utili sono anche le carni e i pesci magri, le frattaglie e le uova. Durante questo periodo il fabbisogno calorico giornaliero deve comunque essere aumentato: una produzione di 850-1000 ml di latte al giorno fa aumentare il bisogno calorico di 500 Kcal circa rispetto alla norma (vedi tabella a pag. 26).

LA DIETA DELLO SPORTIVO

Fare dello sport è senz'altro molto importante non solo per mantenersi in forma ma anche per ottenere un benessere psicologico. A prescindere dagli atleti professionisti o quasi, la maggior parte delle persone che si avvicinano allo sport lo fanno per esigenze fisiche, per migliorare, come si suol dire, il proprio aspetto. È importante chiarire, a questo punto, che la pratica sportiva non serve assolutamente a dimagrire. Certamente un'attività motoria regolare e frequente aiuta a mantenersi in forma, ma un processo di dimagrimento può comparire solo se questa attività è svolta parallelamente a una giusta dieta alimentare. Anche se lo sportivo non deve dimagrire, un giusto equilibrio alimentare gli è indispensabile per affrontare i suoi impegni. È chiaro che la sua dieta varierà in rapporto alla sua attività fisica (allenamento o gara), ma alcune regole alimentari devono essere sempre rispettate per avere il massimo rendimento. Sono da preferire, in-

GRAVIDANZA E ALLATTAMENTO: QUANTITÀ QUOTIDIANE CONSIGLIATE

tipi di alimenti	*in gravidanza*	*nell'allattamento*
Latte (intero o semiscremato) o yogurt	circa 0,50 litri	0,75 litri
Formaggi diversi	da 30 a 60 g	da 30 a 60 g
Carni o pesci (almeno una volta a settimana è consigliabile fegato)	100-120 g	circa 150 g
Uova	2-3 a settimana	3-4 a settimana
Olio extravergine d'oliva	circa 40 g (2 cucchiai)	45-50 g
Paste alimentari, riso, pane, patate	200-300 g	300-400 g
Verdure fresche o cotte	a volontà (almeno 300-400 g)	a volontà (almeno 400-500 g esclusi cavoli, cavolfiori, asparagi, aglio e cipolle)
Frutta fresca	a volontà (almeno 300 g sotto forma di agrumi o altra frutta ricca di vitamina C)	a volontà (almeno 300-400 g sotto forma di agrumi)
Zucchero	circa 30 g (6 cucchiaini)	circa 40 g (8 cucchiaini)
Acqua	da 1,5 litri a 2 litri	almeno 2 litri
Vino	non più di 1/4	--
Caffè o tè	non più di 1-2 tazzine al giorno	--

fatti, quegli alimenti che impegnino poco l'apparato digerente fornendo nel contempo molta energia. I cibi amidacei come il pane o il riso, devono essere ben cotti per facilitarne la digestione; gli zuccheri semplici (miele, marmellata ecc.) hanno un rapidissimo assorbimento intestinale, per cui sono da preferire in caso di intenso sforzo muscolare rispetto agli amidi. Per quanto riguarda il consumo di grassi, è consigliabile consumarli in quantità limitata e solo a crudo (burro, olio d'oliva).

Durante l'allenamento lo sportivo, dopo un primo periodo di adattamento fisico, farà una dieta ripartita in 3 o 4 pasti principali. Per esempio:

Prima colazione. Per chi pratica sport questo pasto deve fornire il 25% circa del fabbisogno calorico quotidiano. Si consiglia di non consumare latte e caffè nello stesso momento (per es. cappuccino) in quanto i tannini del caffè, una volta legati alla caseina del latte, formano un complesso voluminoso nello stomaco. Un caffè nero al risveglio e una tazza di latte successivamente, addolcita con miele, assieme a cereali e marmellata, rappresenta il modo migliore per fare una prima colazione.

Pranzo. Va benissimo un primo piatto fatto di pasta o riso ma condito in modo poco elaborato e preferibilmente con olio crudo. Al posto del primo amidaceo si può preparare una pietanza a base di carne o pesce cotti alla griglia o al vapore, accompagnata da un piatto di verdure crude o cotte. La frutta è bene che non concluda il pasto (al limite è meglio che lo preceda) per non rallentare la digestione.

Merenda. Può costituire il quarto pasto intermedio e fornire l'energia necessaria per il pomeriggio. È sufficiente dello yogurt oppure della frutta fresca con fette di pane biscottato o biscotti.

Cena. L'ultimo pasto della giornata può cominciare con una minestra di verdure o legumi con pasta o riso se abbiamo mangiato carne o pesce a pranzo. In caso contrario la scelta può cadere su pesce, carne o uova; per concludere una piccola porzione di dolce (senza crema) potrà costituire una dolce trasgressione concessa a chi svolge un'intensa attività fisica, come lo sportivo in allenamento.

Durante le gare la dieta di uno sportivo verrà modificata in modo che il rendimento fisico sia supportato da un giusto apporto alimentare. Infatti 3 o 4 ore prima della competizione l'atleta deve consumare un pasto abbondante ma molto digeribile. L'intervallo di tempo che intercorre tra il pasto e la gara è molto importante in quanto la digestione (anche la più leggera) richiama una certa quantità di sangue agli organi addominali. Questo fenomeno, chiamato *iperemia*, riduce il flusso sanguigno nei muscoli e nel cervello, e, conseguentemente, tutto il rendimento fisiologico del corpo viene compromesso. Per cui andrà benissimo consumare dei piatti di pasta o riso bolliti; pane ben cotto o fette biscottate con miele; carne o pesce cucinati al vapore con verdure. Poco prima della gara è consigliabile bere acqua zuccherata oppure mangiare frutta a volontà.

Gli squilibri alimentari: sovrappeso e obesità

- Il legame esistente tra il cibo e la psiche è fortissimo e molti dei nostri comportamenti alimentari (per es.: mangiare molto o digiunare per giorni) sono dovuti a condizionamenti psicologici.
- Quando si supera del 30% il peso corporeo ideale ci troviamo in uno stato di obesità netta; al di sotto di tale valore si può parlare invece di sovrappeso.
- Gli stress e le ansie di ogni giorno sono causa di nevrosi alimentari a volte croniche; queste pseudo-patologie sono ben riconoscibili dall'irregolarità con cui consumiamo i nostri pasti.
- Mangiare molto risulta essere una delle poche gratificazioni che il nostro stile di vita frenetico ci concede; la soluzione sta nel cercare di modificare il nostro stile di vita.
- Per perdere il peso superfluo non occorre comunque cambiare radicalmente la propria vita, ma effettuare dei piccoli, ma significativi, cambiamenti, in modo definitivo. Porta a risultati più rilevanti una passeggiata di 10 minuti ogni giorno che un'ora di tennis alla settimana.

IL RAPPORTO CON IL CIBO

Oggi più che mai è valido il detto: "dimmi cosa mangi e ti dirò chi sei...". La tendenza a scegliere un cibo anziché un altro per la propria alimentazione è infatti il risultato di diversi fattori di natura economica e soprattutto psicologica. Gli alimenti assolvono la funzione nutritiva basilare in modo strettamente legato alla nostra sfera psicologica tanto da divenire status-symbol, mezzo di comunicazione sociale, o momento celebrativo. Per chiarire meglio questi concetti facciamo di seguito alcuni esempi che rivelano la forte interdipendenza tra l'atto del mangiare, il cibo che viene consumato e, a livello psicologico, le situazioni affettive e sessuali.

- Grazie a Freud da tempo si è evidenziata l'incidenza della *fase orale* (quella che avviene nei primi 18 mesi di vita) sulle scelte alimentari dell'età adulta. Il bisogno di "suzione", tipico del neonato, può essere richiamato alla mente dal piacere di consumare alimenti tipo caramelle, chewing-gum, gelati e cioccolatini; sintomatico è, inoltre, il fenomeno dell'imbarazzo che suscita mangiare questi alimenti in pubblico (specie per il sesso femminile).

- Molti alimenti portano con sé un significato simbolico spesso legato a proprietà intrinseche dell'alimento stesso. Il vino, per esempio, rappresenta il simbolo di comunicazione con le entità sovrannaturali (ricordiamo il sacrifizio eucaristico della S.Messa cristiana), e richiama alla mente il sangue, linfa vitale in moltissime religioni. La consuetudine di mangiare l'agnello o il capretto durante il periodo pasquale è proprio basata sull'antica usanza di sacrificare questi animali alle varie divinità, come se l'uccisione dell'agnello, e il suo sangue in particolare, fosse fonte di vita per il sovrannaturale. Sempre a dogmi religiosi si ispira l'usanza tipicamente islamica di rifiutare la carne di maiale, vedendo in tale alimento i caratteri negativi (impurità e sporcizia) associati all'animale dal senso comune.

- È ormai assodato che la sfera affettiva familiare e i riti legati all'ospitalità giocano un ruolo fondamentale nelle scelte alimentari al punto da essere causa di malattie quali l'obesità e l'anoressia infantili. Il panettone di Natale o la colomba pasquale, per esempio, racchiudono il significato di rinnovare gli affetti più intimi, di accomunarsi agli altri componenti della famiglia. Il cibo è quindi un veicolo simbolico del rapporto tra le persone; ciò appare evidente quando si va a far visita a un conoscente: è d'uso portare in dono un cibo dolce (cioccolatini, pasticcini ecc.) e non un alimento amaro.

- Consumare alimenti quali il vino, i superalcolici, i salumi o i cibi molto piccanti e "abbandonarne" altri, come il latte, è tipico del senso di emancipazione di certe persone, specie di sesso maschile. Il latte e la ricotta, per esempio, richiamano alla mente figure infantili o anche femminili (Sei come un bambino! Sei come una femminuccia!).

- Il consumo di determinati alimenti sta invece a dimostrare il desiderio di appartenenza a classi sociali privilegiate economicamente, o l'aspirazione verso precisi modelli. È il caso, per esempio, dell'elevato aumento del consumo della carne bovina (la cosiddetta "fettina") dopo il miracolo economico del dopoguerra e, contemporaneamente, del progressivo abbandono dei legumi, del mais o delle rape. A parte i vantaggi di rapidità di cottura, la "bistecca quotidiana" rivela l'intrinseco desiderio del popolo italiano di "affrancarsi" dalla povertà e

dalla penuria di cibi; i legumi, infatti, portano alla mente una società contadina e povera che si vuole dimenticare. Lo status-symbol alimentare è tipico di chi consuma quel tipo di whisky o di cognac, oppure di chi preferisce il vino bianco rispetto a quello rosso o ancora di chi ha sempre in casa un cesto di papaia, mango e guavas (invece delle più nostrane mele o pere).
L'aspetto quasi umoristico delle valenze simboliche degli alimenti è rappresentato dal caso del panettone di Natale. Possiamo essere sazi, pieni e appagati dal pranzo natalizio, ma è d'obbligo coronarlo con un profumato panettone (altrimenti che Natale è?). Dopo sole 24 ore, a S.Stefano, lo stesso panettone, avanzato dai lauti pasti, viene inzuppato allegramente nel caffè e latte della prima colazione. Lo stesso alimento assume quindi prima una valenza celebrativa e rituale e, subito dopo, quella energetica e rinforzante.

SOVRAPPESO E OBESITÀ

Oggigiorno non c'è messaggio pubblicitario che non trasmetta immagini di snellezza e magrezza associate molto spesso al successo o all'affermazione nel campo affettivo o del lavoro. Il "grasso" viene invece sovente ridicolizzato, e comunque interpreta sempre ruoli buffi, da bonaccione, a volte perfino patetici. Tutto questo provoca problemi psicologici non indifferenti a chi soffre d'obesità o addirittura a chi è in leggero sovrappeso. Qualche timida reazione da parte della squadra dei grassi si è intravista negli ultimi anni con l'affermarsi di slogan e griffes tipo "grasso è bello!"; bisogna però riconoscere che ovunque poggiamo lo sguardo, l'imperativo dominante è di direzione contraria. Secondo vari studi demografici su larga scala, la situazione del nostro Paese a riguardo è sempre più preoccupante: il problema del sovrappeso e dell'obesità investe un sempre più elevato numero di cittadini che è quindi insoddisfatto della propria immagine.

QUANDO COMINCIARE A PREOCCUPARSI?

L'obesità è chiaramente uno stato di malnutrizione derivato da un eccessivo accumulo di grasso. Tranne che nei casi dovuti a disturbi patologici (per es. disturbi ormonali), lo stato di grassezza deriva da uno squilibrio tra l'energia introdotta con il cibo e quella consumata dal corpo. Come già descritto nel capitolo relativo al peso teorico, è possibile constatare il proprio stato di grassezza facendo degli opportuni calcoli. Più semplicemente possiamo dire che uno scarto del 15% del peso reale rispetto a quello teorico è definibile come "sovrappeso"; pesare il 25-30% in più del dovuto è senza dubbio sinonimo di "obesità".
L'obesità si può classificare in due tipi: *obesità infantile* e *obesità dell'età adulta*. La prima forma di grassezza è decisamente la più pericolosa in quanto colpisce

le persone in fase di crescita (bambini, adolescenti) e generalmente più labili nella sfera emotiva. La sua causa principale è da ricercare in una ipernutrizione avvenuta nei primi anni di vita, giustificata dalla credenza che un bambino grasso e tondo sia sinonimo di sano e robusto. Questo sviluppo abnorme delle cellule grasse crea un'abbondanza di tessuto adiposo che non può regredire durante l'età adulta. L'unica cosa modificabile quindi sono soltanto le dimensioni delle cellule adipose (sgonfiarle di grasso) e non il numero.

L'obesità dell'età matura è caratterizzata da un ingrossamento delle cellule adipose (*ipertrofia*) già presenti nei pannelli di grasso. È ovvio che anche questo tipo di obesità porta a delle modificazioni di tutti i tessuti organici del nostro corpo, ma si può controllare più facilmente agendo sull'alimentazione e sull'attività fisica quotidiana.

LE PRINCIPALI CAUSE DELL'OBESITÀ

L'aumento di peso abnorme durante l'età infantile è determinato da un aumento irreversibile delle cellule del tessuto adiposo. Questo evento è favorito dall'allattamento artificiale e da un precoce svezzamento con alimenti molto energetici.

Ingrassare nell'età adulta può invece derivare da vari fattori (anche di tipo emotivo) tra cui emergono:

- *Stile di vita.* Le comodità del vivere moderno (mezzi di trasporto, ascensori, elettrodomestici, riscaldamento) hanno per così dire impoltronito l'uomo, diminuendo significativamente la sua attività fisica.

- *Fattori psicoemotivi.* Disturbi emotivi o comunque legati alla sfera psicologica (familiari, amicizie, relazioni amorose, lavoro ecc.) causano spesso un aumento dei consumi alimentari con l'insorgere del fenomeno dell'obesità.

- *Adolescenza.* Spinti anche da un'ossessionante pubblicità, gli adolescenti sono i maggiori consumatori di alimenti a elevato contenuto calorico (dolciumi, bevande analcoliche ecc.) che sbilanciano il regime alimentare.

- *Fattori socioculturali nell'adulto.* Al successo professionale spesso si associa un aumento della quantità di cibo ingerito. Di solito questo fenomeno è tipico nel periodo tra i 30 e i 40 anni, quando il controllo del peso dovrebbe essere più attento.

- *Educazione alimentare scorretta.* L'instaurarsi di cattive abitudini alimentari, specie nell'età adulta, concorre a radicare errori anche gravi nella scelta dei cibi e nel modo di cucinarli.

- *Gravidanza.* Un aumento smisurato del peso in fase di gravidanza può non essere più recuperato dopo il parto. È importante tenere sotto controllo il peso durante la gestazione per poter poi ritornare velocemente al peso ottimale.

• *Meccanismi patologici.* Circa il 5% dei casi di obesità è causato da disturbi metabolici che coinvolgono il funzionamento delle ghiandole endocrine (ipofisi, tiroide, surrenali ecc.). Solo attente analisi di laboratorio possono diagnosticare tali cause.

COME MODIFICARE LE ABITUDINI ALIMENTARI

Dopo aver esaminato le cause che portano a un accumulo anche elevato di peso vedremo ora come sia possibile intraprendere una dieta dimagrante senza dover faticare più del dovuto, facendo propri dei piccoli consigli che aiutano a non ricadere negli errori alimentari precedentemente fatti.

• Il primo passo è quello di prendere coscienza degli errori alimentari che si commettono e cercarne le reali cause.

• Se le cause da rimuovere paiono essere insormontabili non bisogna farsi prendere dallo sconforto. Basta cominciare con delle piccole modificazioni dello stile di vita e il senso di gratificazione che ne deriverà farà da valido supporto per le scelte più impegnative che seguiranno.

• È bene prefiggersi obiettivi anche minimi, ma realistici, da raggiungere progressivamente senza passare sulla bilancia ogni minuto libero della giornata (pesarsi 1 o 2 volte alla settimana).

• Non farsi cogliere dai sensi di colpa quando si mangiano degli alimenti che sono considerati proibiti per la propria dieta.
La trasgressione non è sinonimo di sconfitta ma solo di "fuori percorso" rispetto al programma prefissato.

• È sicuramente utile farsi aiutare nella propria dieta nell'ambito familiare e di lavoro. Il senso di costrizione che generalmente ha chi segue una dieta dimagrante è accresciuto di molto nel vedere che chi lo circonda continua a mangiare in modo abituale.

• Una regola fondamentale è quella di consumare almeno tre pasti al giorno, facendo una buona prima colazione e cercando di cogliere gli aspetti positivi del pasto.

• Combinare correttamente gli alimenti per favorire al massimo la digestione e l'assorbimento dei cibi nutrienti.

• Evitare di mangiare in piedi o distratti da giornali, TV o altri fattori ansiogeni che possano influire sulla digestione del cibo. La conversazione è sicuramente ottimale purché sia conviviale e non fonte di arrabbiature.

- Bisogna concentrarsi sul pasto, assaporando lentamente il cibo e posando le posate ogni 2 o 3 bocconi. Una pausa tra una portata e l'altra può essere utile per domandarsi se sia necessario proseguire il pasto con altre portate.

- Prima di fare la spesa si deve compilare una lista che comprenda soltanto gli alimenti necessari al momento e in confezioni piccole (anche se poco economiche). Non comprare alimenti di rapido consumo (conserve e similari); dover cuocere a lungo i cibi a volte può fare passare certe voglie!

- Raggiunto il peso-forma non bisogna assolutamente riprendere le precedenti abitudini alimentari, facendo in modo che il nuovo stile di vita sia perfettamente acquisito.

Parte seconda

Le combinazioni alimentari

La composizione degli alimenti

- L'organismo attiva specifici meccanismi digestivi a seconda degli alimenti che ingeriamo e dei principi nutritivi che essi contengono.
- I nutrienti sono presenti nei vari alimenti in quantità e proporzioni molto diverse, ed è molto utile conoscere le caratteristiche generali di composizione degli alimenti che consumiamo.
- Abbinare nello stesso pasto alimenti con esigenze digestive contrastanti significa rendere più difficoltoso il lavoro dell'apparato digerente.
- Senso di pesantezza, gonfiore, sonnolenza, sono spesso la manifestazione di difficoltà digestive, e possono essere eliminati curando semplicemente la corretta associazione dei cibi.

COME FUNZIONA L'APPARATO DIGERENTE?

Per poter utilizzare gli alimenti l'organismo li scinde nelle loro componenti più semplici. Questo processo prende il nome di digestione e avviene per opera degli organi dell'apparato digerente. Durante il tragitto che il cibo compie dalla bocca, attraverso l'esofago e lo stomaco sino all'intestino, esso viene a contatto con sostanze (dette enzimi) che attaccano il cibo demolendolo in parti via via più piccole sino a ottenere i principi nutritivi in forma assimilabile. Esistono nel nostro corpo parecchi enzimi digestivi; ognuno ha una sua specificità di azione, così che abbiamo enzimi in grado di digerire l'amido, altri capaci di demolire le proteine e altri ancora capaci di scindere i grassi.
Ogni enzima richiede particolari condizioni di acidità per agire con la massima efficacia e l'organismo è in grado di predisporre queste condizioni, nei diversi organi implicati nella digestione, a seconda del tipo di alimento che viene introdotto. Così, per esempio, quando noi mangiamo un pezzo di pane, già nella ca-

I PRINCIPALI ENZIMI DIGESTIVI

sede	*enzima*	*sostanza attaccata*
bocca	– ptialina	amido
stomaco	– pepsina	proteine
intestino	– amilasi pancreatica – lipasi pancreatica – endopeptidasi (tripsina, chimotripsina) carbossipeptidasi – nucleasi – disaccaridasi intestinale – lipasi intestinale – peptidasi intestinale	residui amidacei grassi residui proteici residui proteici disaccaridi residui lipidici peptidi

vità orale si attivano le condizioni per la sua digestione. Nella saliva esiste infatti un enzima, la *ptialina*, che agisce proprio sull'amido del quale il pane è particolarmente ricco. Essa ha bisogno di poca acidità, e in effetti la saliva non è acida; quando poi il bolo di pane viene deglutito e arriva nello stomaco, l'organismo ritarda la produzione di acido cloridrico così da permettere alla ptialina di proseguire la sua azione per un tempo sufficiente. Viceversa, quando ingeriamo alimenti proteici, la loro digestione ha inizio nello stomaco per opera di un altro enzima, la *pepsina*, che viene attivata da un ambiente fortemente acido. Così, mangiando della carne, lo stomaco provvede subito alla produzione di acido cloridrico, in modo da innalzare l'acidità dello stomaco e prepararlo a una rapida digestione. È chiaro che i due meccanismi descritti sono opposti e si inibiscono a vicenda, ed è evidente, di conseguenza, come l'assunzione nello stesso pasto di alimenti proteici e di altri ricchi di amido, non abbia altro effetto se non quello di costringere l'organismo ad un lavoro più difficile, rendendo lento e meno efficace l'intero processo di digestione.

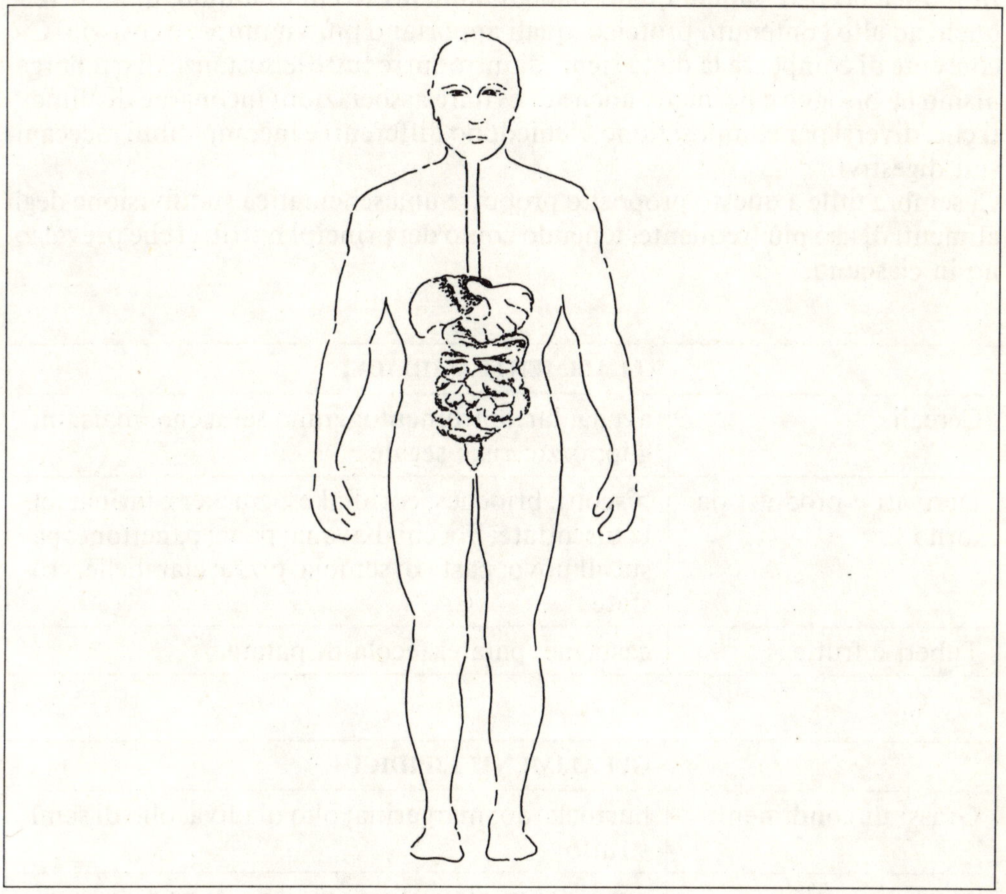

Impostare la propria dieta secondo le norme corrette delle associazioni alimentari vuol dire cercare di combinare nei pasti alimenti che richiedano simili condizioni digestive: ciò per semplificare il più possibile il lavoro dell'organismo ed evitare che esso sottragga energia ad altre attività per destinarla alle funzioni digestive. Alito cattivo, sonnolenza dopo il pasto, gonfiore addominale, senso generale di pesantezza e di spossatezza, sono spesso semplicemente la manifestazione di difficoltà digestive prodotte da cattive abitudini alimentari peraltro non difficili da correggere.

GLI ALIMENTI

I nutrienti sono presenti nei vari alimenti in quantità e proporzioni molto diverse. Per riuscire a formulare una dieta completa ed equilibrata è perciò indispensabile conoscere le caratteristiche generali di composizione degli alimenti.

In pratica occorre sapere quali sono gli alimenti ricchi di amido, quali invece quelli ad alto contenuto proteico, quali apportano più vitamine, e così via. Ciò consente di comporre la dieta sicuri di introdurre tutte le sostanze di cui l'organismo ha bisogno e permette anche di evitare associazioni incongrue di alimenti che, diversi per composizione, richiedono differenti e incompatibili meccanismi digestivi.
Ci sembra utile a questo proposito proporre una schematica suddivisione degli alimenti di uso più frequente, tenendo conto dei principi nutritivi che prevalgono in ciascuno.

GLI ALIMENTI AMIDACEI	
Cereali	avena; farro; frumento; grano saraceno; mais; miglio; orzo; riso; segale
Derivati e prodotti da forno	biscotti; brioches; cornflakes; crackers; farina; fette biscottate; fiocchi d'avena; pane; panettone; pasta all'uovo; pasta di semola; pizza; ciambelle; crostate
Tuberi e frutta	castagne; patate; fecola di patate

GLI ALIMENTI LIPIDICI	
Grassi di condimento	burro; lardo; margarina; olio di oliva; olio di semi; strutto
Alimenti ricchi di grassi	avocado; insalata russa; maionese; noci di cocco; olive nere; olive verdi; pancetta di maiale; panna; patate fritte

GLI ALIMENTI PROTEICI GRASSI	
Carni fresche e conservate	agnello grasso; anatra; bovino grasso; capocollo; cappone; cervella; coniglio grasso; coppa; cotechino; gallina; lingua; maiale grasso; mortadella; oca; pecora; piccione; prosciutto cotto; prosciutto crudo; salame; salsiccia; würstel; zampone
Pesci	acciughe all'olio; anguilla; aringa (affumicata e salata); capitone; salmone fresco; sardine all'olio; sgombri all'olio; sgombro; tonno fresco; tonno sott'olio sgocciolato

GLI ALIMENTI PROTEICI GRASSI	
Formaggi	asiago; bel paese; bra; caciocavallo; caciotta romana; caciotta toscana; cheddar; edam stagionato; emmental; fiore sardo; fontina; formaggino; gorgonzola; grana; groviera; italico; mascarpone; montasio; parmigiano; pecorino fresco; pecorino romano; pecorino stagionato; provolone dolce; provolone piccante; ricotta romana; robiola; stracchino; taleggio
Frutta oleosa*	arachidi tostate; mandorle dolci secche; nocciole; noci fresche; noci secche; pinoli
Uova	tuorlo

* La frutta oleosa viene qui riportata tra gli alimenti proteici grassi per il suo apporto proteico percentualmente simile a quello della carne; va però osservato che contiene una quantità di lipidi particolarmente elevata.

GLI ALIMENTI PROTEICI MAGRI	
Carni fresche e conservate	agnello magro; bovino magro; bresaola; capretto; capriolo; cavallo; cervo; cinghiale; coniglio magro; cuore; fagiano; faraona; fegato; maiale magro; pollo; prosciutto crudo magro; speck (magro); tacchino (petto); vitello; vitellone magro
Pesci e molluschi	aguglia; aragosta; arselle; baccalà; branzino; calamaro; calcinello; cannolicchio; carpa; cavedano; cefalo muggine; cernia; cozza; dentice; datteri di mare; gamberetti di lago; gambero; granchio fresco; luccio; merluzzo; nasello; mitilo; mormora; murena; orata; ostrica; palombo; passera; pesce persico; pescespada; pesciolini piccoli; pettine o capasanta; polpo; rana pescatrice; razza; rombo; sampietro; sarago; scorfano nero; seppia; sogliola; spigola; stoccafisso; storione; tinca; triglia; trota; vongola
Formaggi	caciottina fresca; camembert; certosino; edam fresco; fior di latte; mozzarella; provola affumicata; ricotta magra; ricotta fresca di vacca; ricotta intera; scamorza
Uova	albume

I LEGUMI
ceci secchi; fagioli; fagioli secchi; farina di ceci; fave; fave secche; lenticchie; lupini deamarizzati; piselli freschi; piselli secchi; piselli surgelati

	LA FRUTTA
Frutta acidula	ananas; arance; limoni; mandaranci; mandarini; pomodori; pompelmi
Frutta acidulo-zuccherina	albicocche; amarene; ananas sciroppato; ciliege; fragole; guaiava; kiwi; lamponi; melagrani; mele; more; nespole; pere; pesche; prugne
Frutta zuccherina	albicocche sciroppate; banane; cachi; datteri; fichi; fichi d'india; mango; papaya; uva
Frutta neutra	anguria; cocomero; melone d'estate
Frutta secca	fichi secchi; prugne secche; uva secca; uva sultanina

LE VERDURE	
Verdure mediamente glucidiche	aglio; asparagi; barbabietole rosse; carote; cavolini di Bruxelles; cavolo broccolo; cetriolini sott'aceto; cicoria; cipolle; cipolline; peperoni gialli e rossi; porri; rape; sedano rapa; spinaci; verza; zucca gialla
Verdure poco glucidiche	bieta; broccoletti di rape; broccolo a testa; carciofi; carciofini sott'olio; cardi; cavolo cappuccio; cavolfiore; cetrioli; cime di rapa; fagiolini; finocchi; funghi; indivia; lattuga; melanzane; radicchio; ravanelli; sedano; zucchine

GLI ZUCCHERI INDUSTRIALI
cacao dolce; canditi; cioccolato al latte; cioccolato fondente; gelato fiordilatte; marmellate; meringhe; torrone; zucchero

Simpatie e incompatibilità alimentari

- Impostare la nostra dieta secondo le norme corrette delle associazioni alimentari vuol dire cercare di combinare nei pasti alimenti che richiedano simili condizioni digestive.
- Nelle reazioni all'ingestione dei cibi entrano in gioco anche fattori personali, legati al potenziale energetico di ciascuno.
- L'acqua potabile rappresenta in assoluto la bevanda più idonea: rinfresca, disseta e non fornisce alcuna caloria.
- Le cole e le bibite analcoliche di fantasia (Ginger, spume ecc.) non sono indicate come bevande per il loro elevato contenuto zuccherino.
- Bere durante i pasti non è una buona abitudine, meglio assumere le bevande a stomaco vuoto.

IL SIGNIFICATO DELLE ASSOCIAZIONI ALIMENTARI

Accennando al funzionamento dell'apparato digerente, si è detto di come ogni alimento venga digerito secondo meccanismi propri, e di come l'organismo, all'atto in cui ingeriamo del cibo, sappia predisporsi automaticamente a creare le condizioni per una più efficace digestione. Da ciò l'opportunità di associare nei pasti alimenti che attivino meccanismi digestivi simili o complementari e di evitare invece l'associazione di quegli alimenti che richiedano opposte o contrastanti condizioni digestive.
È il caso ora di entrare nel dettaglio degli schemi associativi corretti e di quelli da evitare. Proponiamo perciò un quadro delle caratteristiche di abbinamento dei diversi gruppi di alimenti, evidenziando i motivi delle reciproche compatibilità o incompatibilità. È solo il caso di ricordare che nelle reazioni all'ingestione dei cibi entrano comunque in gioco anche fattori personali, legati allo stato

di salute, al proprio potenziale di energia, alla propria sensibilità; tutto questo determina un certo margine di variabilità soggettiva, per cui è sempre opportuno verificare personalmente le reazioni alle diverse combinazioni. Associazioni considerate generalmente sconsigliabili, potranno essere tollerate da alcuni, così come altre reputate accettabili, potranno risultare inadatte a chi dimostri una specifica sensibilità nei loro confronti.

LE COMBINAZIONI SÌ

Sì all'abbinamento dei cibi amidacei con le verdure: la combinazione di verdure e cibi amidacei risulta ottima in quanto questi alimenti si integrano bene durante tutte le fasi della digestione. In particolare le verdure più indicate sono quelle meno ricche di glucidi.

Sì, senza esagerare, all'abbinamento degli alimenti amidacei con le proteine grasse: infatti i lipidi presenti negli alimenti proteici grassi rallentano l'emissione dei succhi gastrici e danno il tempo alla ptialina salivare di continuare la sua azione anche nello stomaco.

Sì, anche se con qualche riserva, all'abbinamento tra gli alimenti amidacei e i grassi: gli alimenti ad alto contenuto lipidico sono di digestione piuttosto lenta, ma non interferiscono con i meccanismi digestivi dell'amido.

Sì all'associazione delle proteine con le verdure: i sali minerali, dei quali le verdure sono particolarmente ricche, favoriscono l'assorbimento intestinale degli aminoacidi (i composti semplici che si ottengono dalla digestione delle proteine). Le uniche verdure che è consigliabile non accompagnare a piatti proteici sono quelle ricche di amido.

Sì all'associazione degli alimenti grassi con le verdure: la combinazione di alimenti a elevato contenuto lipidico con le verdure è tra le migliori sotto il punto di vista della compatibilità alimentare. Infatti i grassi, per essere digeriti e assimilati, richiedono la presenza di sali specifici che si ritrovano in abbondanza nelle verdure.

LE COMBINAZIONI NO

No all'abbinamento dei cibi amidacei con le proteine magre: gli alimenti proteici magri stimolano la rapida secrezione di acido cloridrico nello stomaco, così che la digestione degli amidi vi si arresta.

No all'associazione degli amidi con le sostanze acide: ingerire alimenti acidi provoca l'inattivazione della ptialina già nel cavo orale, con la conseguenza di non permettere una corretta digestione dell'amido.

No all'associazione degli amidi e delle proteine con gli zuccheri semplici: gli zuccheri semplici transitano velocemente nello stomaco. Se sono costretti a permanere per un tempo più alto del necessario, come accade se vengono ingeriti assieme ad altri alimenti, possono dare inizio a processi fermentativi indesiderati. Per questo stesso motivo è opportuno non consumare mai frutta o dolci a fine pasto.

No all'associazione di proteine diverse: non è buona norma combinare nello stesso pasto alimenti proteici diversi in quanto essi hanno differenti esigenze digestive. Le stesse secrezioni gastriche adattano la loro composizione a seconda del tipo di proteine che raggiungono lo stomaco.

No all'associazione degli alimenti proteici con gli alimenti acidi: può sembrare un controsenso, dato che la digestione delle proteine richiede un ambiente acido, ma la contemporanea ingestione di proteine e sostanze acide in realtà è da evitare. Questo perché l'ingestione di alimenti acidi inibisce di fatto la produzione della naturale acidità dello stomaco.

LE BEVANDE

L'acqua, oltre a essere l'elemento quantitativamente più importante nell'organismo umano (siamo fatti per più del 50% di acqua), svolge numerose funzioni vitali: scioglie e trasporta (attraverso il sangue) le sostanze nutritive che devono raggiungere tutte le cellule del corpo, elimina con l'urina le sostanze di scarto e, attraverso il sudore, regola la temperatura corporea ed espelle tossine.
Un uomo adulto, in condizioni normali, deve introdurre ogni giorno nell'organismo intorno ai 2,5-3 litri di acqua, proveniente dai cibi e dalle bevande.

L'*acqua potabile* rappresenta in assoluto la bevanda più idonea: rinfresca, disseta e non fornisce alcuna caloria. Oggi, dati i problemi di inquinamento del terreno, per bere acqua "pulita" si è costretti spesso a consumare acque minerali; tra queste sono da preferire in genere le acque oligominerali (con basso tenore salino) e non addizionate di gas (anidride carbonica).

Le *tisane*, ricche di principi attivi di origine vegetale, sono bevande valide, anche per l'effetto benefico che svolgono sull'apparato digerente.

I *succhi* e i *nettari di frutta* hanno un discreto contenuto calorico, salino e vitaminico e sono quasi dei pasti liquidi che possono tranquillamente sostituire una colazione o una merenda.

Le *cole* e le *bibite analcoliche di fantasia* (Ginger, spume ecc.) non sono indicate come bevande per il loro elevato contenuto zuccherino: non tolgono la sete e favoriscono la carie dentale.

Il *vino* e la *birra*, le più comuni bevande alcoliche, dovrebbero essere limitate se non addirittura eliminate dalla dieta. La motivazione di tanta severità è dovuta a vari fattori legati sia all'effetto dell'alcol sul sistema nervoso, sia all'acidità di questo tipo di bevande, che le rende incompatibili con molti alimenti. Naturalmente i superalcolici sono decisamente da evitare.

Un discorso a parte merita il *latte*, che per la sua composizione particolarmente ricca in nutrienti non può essere considerato una bevanda, ma un vero e proprio alimento. Prezioso soprattutto nell'alimentazione di bambini e persone anziane, richiede però particolare attenzione negli abbinamenti, data la sua incompatibilità con molti cibi.

Oltre alla qualità delle bevande, è importante curare il momento del loro consumo: bere durante i pasti non è una buona abitudine. Infatti l'introduzione di liquidi insieme agli alimenti diminuisce l'efficacia della masticazione e determina una minor insalivazione: comporta inoltre la diluizione dei succhi gastrici, con un conseguente rallentamento della loro azione digestiva. L'acqua, contenuta abbondantemente nei cibi, è di per sé sufficiente a sciogliere i vari principi nutritivi e dare la giusta fluidità ai bocconi ingeriti. Nel caso in cui l'alimento consumato dovesse essere particolarmente secco, allora bere con moderazione può non compromettere certo la digestione. In conclusione, il consiglio di iniziare la giornata con un paio di bicchieri d'acqua a stomaco vuoto risulta corretto per garantire il giusto equilibrio idrico.

Parte terza

Dietetica pratica dimagrante

Costruiamo la nostra dieta

- Il calcolo del peso fisiologico e dei reali fabbisogni dell'organismo è la base sulla quale impostare una dieta dimagrante, efficace e sicura.
- È importante evitare la monotonia nella proposta dietetica; non solo per mantenere il gusto del cibo, ma anche per non incorrere in carenze di nutrienti.
- Una colazione sufficiente, un pranzo con una preparazione amidacea e una di verdure, uno spuntino pomeridiano di frutta, e una cena con un piatto proteico e altra verdura, sono lo schema associativo ideale sul quale impostare la propria dieta.
- Alternare il consumo di verdura cruda e cotta, vuol dire garantirsi il giusto apporto salino e di vitamine idrosolubili.
- La costanza e il rigore sono essenziali per l'efficacia di una dieta dimagrante, ciò non significa però mortificare il gusto. Esistono piatti leggeri, poco calorici, ma in grado di soddisfare anche il palato più esigente.

In questa pagina diamo la possibilità al lettore di calcolare il proprio peso corporeo ideale e, successivamente, risalire al fabbisogno calorico giornaliero. Compilando accuratamente gli spazi vuoti con i propri dati si può ottenere, con semplici calcoli, il quantitativo calorico di cui ognuno di noi ha bisogno quotidianamente.

età ....
sesso: M F
statura .... cm
peso attuale .... kg

a) *Calcolo della propria conformazione fisica.*
Per sapere a quale gruppo morfologico si appartiene si può operare nel modo seguente: si misura (in cm) la circonferenza del polso destro e la statura a piedi nudi; successivamente si divide la statura per la circonferenza del polso, ottenendo un numero oscillante tra 0 e 11.

$$\frac{\text{statura (cm)...}}{\text{circonferenza del polso (cm)...}} = \text{...Fattore di conformazione morfologica}$$

Dalla tabella qui riportata si può facilmente ricavare la propria conformazione fisica.

TABELLA GUIDA DI APPARTENENZA AI TIPI MORFOLOGICI

tipo morfologico	*uomo*	*donna*
longilineo	> di 10,4	> di 10,9
normolineo	tra 10,4 e 9,6	tra 10,9 e 9,9
brevilineo	< di 9,6	< di 9,9

b) *Calcolo del peso teorico.*
Per calcolare il peso teorico ideale si può operare in questo modo: assegnare il valore 1, 2 e 3 rispettivamente ai tipi di costituzione corporea (longilineo= 1, normolineo=2, brevilineo=3) e inserire tutti i dati personali nelle seguenti formule.

Peso ideale maschile = statura (cm).... x0,72 + (costituzione .... x4,3) – 66 = ...
Peso ideale femminile = statura (cm).... x0,65 + (costituzione .... x4,2) – 58 = ...

c) *Aggiustamento del peso teorico.*
Al valore ottenuto togliere 0,5 kg per ogni anno sotto i 25 anni, e 0,2 kg per anno sopra i 55 anni d'età (per es.: se l'età è pari a 19 si dovrà diminuire il peso ideale di 3 kg).

d) *Calcolo del B.M.I. (indice di massa corporea).*
Definito il peso ideale di un individuo lo si può confrontare con il peso reale e vedere in quale stato di peso ci troviamo (sottopeso, peso regolare, sovrappeso, obesità). Dal risultato ottenuto è possibile stabilire il più adeguato fabbisogno calorico giornaliero. Esistono vari metodi per svolgere questo calcolo ma il più impiegato è il Body Mass Index (B.M.I.) che consiste nel rapportare il peso effettivo con il peso ideale e valutarne il risultato con la tabella riportata di seguito

$$\frac{\text{peso effettivo ...kg}}{\text{peso ideale ...kg}} = \text{...X (B.M.I.)}$$

TABELLA PER IL CALCOLO DEL B.M.I.

valore del B.M.I.	*stato del peso corporeo*
X ⩽ 0,9	sottopeso
X = da 0,9 a 1,1	normopeso (24cal/kg peso ideale)
X = da 1,1 a 1,25	sovrappeso (22cal/kg peso ideale)
X = da 1,25 a 1,35	obesità media (18cal/kg peso ideale)
X = da 1,35 a 1,50	obesità netta (14cal/kg peso ideale)
X ⩾ 1,50	obesità notevole (10cal/kg peso ideale)

e) *Calcolo del fabbisogno giornaliero di base.*
Per calcolare il fabbisogno calorico quotidiano bisogna conoscere il consumo energetico come metabolismo basale. Tra i diversi metodi che esistono possiamo moltiplicare il peso ideale per il numero di calorie riportate nella colonna di destra della tabella dello stato del peso corporeo.

Fabbisogno calorico di base = peso teorico ... kg x Calorie/kg di peso... = Calorie
(per es.: se X=0,92, bisogna moltiplicare il peso teorico per 24 cal.).

f) *Calcolo del fabbisogno di attività.*
Il risultato ottenuto va accresciuto del 30% per i lavori sedentari, 40% per i lavori medi, 50% per i lavori moderati, 60-70% per i lavori pesanti. Per sapere qual è il proprio tipo di attività può essere utile la tabella di riferimento riportata di seguito.

TABELLA GUIDA PER L'IDENTIFICAZIONE DEL GRADO DI ATTIVITÀ DEL LAVORO

lavoro sedentario	*lavoro medio*	*lavoro moderato*	*lavoro pesante*
orologiaio insegnante disegnatore sarto	calzolaio tipografo cameriere	operatore di mensa cuoco elettricista meccanico d'auto	carpentiere fabbro metalmeccanico operaio chimico

Calorie necessarie per l'attività... = Calorie di base ... x % di attività (30%-40%-50%-60%)
Fabbisogno calorico parziale.... = Fabbisogno calorico di base... Cal. + ... Calorie di attività

g) *Calcolo del fabbisogno calorico per ADS*
Al totale bisogna aggiungere un'ulteriore quota del 10% per il consumo energetico per l'ADS (azione dinamico-specifica degli alimenti).

Calorie utilizzate per ADS ... = Fabbisogno calorico parziale ... x0,1

h) *Calcolo del fabbisogno calorico giornaliero totale.*

Fabbisogno calorico parziale ... Cal. + calorie per ADS ... = Fabbisogno calorico totale ... Cal.

QUALCHE ESEMPIO UTILE

Nelle pagine che seguono riportiamo alcuni esempi di diete, calcolati per soggetti di sesso ed età diversi, e con differenti gradi di sovrappeso. Lo scopo è quello di fornire una traccia di riferimento, che vi faciliterà nella programmazione della vostra dieta personale.
Per ogni dieta vengono specificate le caratteristiche del soggetto a cui si indirizza e viene riportato sia il totale calorico da assumere nella giornata, sia la distribuzione ideale dei principali nutrienti (protidi, lipidi, glucidi).
I menù proposti rispettano le norme delle corrette associazioni alimentari. Prevedono una colazione sufficientemente sostanziosa, un pranzo che vede l'abbinamento di una preparazione a prevalente contenuto amidaceo con una di verdure, e una cena dove si combinano efficacemente alimenti proteici e vegetali.
Lo spuntino pomeridiano completa l'assunzione di quei nutrienti (soprattutto zuccheri semplici) che mal si accompagnerebbero ad altre portate nei pasti principali.
Sono così garantiti l'equilibrio e la completezza, nel rispetto dei limiti calorici imposti dalla necessità di dimagrire.

DIETA PER UOMO ADULTO, SANO IN CONDIZIONI DI SOVRAPPESO

Caratteristiche del soggetto

età 30 anni
altezza 175 cm
peso 77 kg
I.M.C. 25,1
sesso maschile
classe morfologica normale
attività fisica moderata

Linee della dieta

totale calorico giornaliero:			1600 Kcal
protidi:	55 g	pari a	220 Kcal circa
lipidi:	44 g	pari a	400 Kcal circa
glucidi:	245 g	pari a	980 Kcal circa

RIPARTIZIONE CALORICA TRA I NUTRIENTI NELLA DIETA

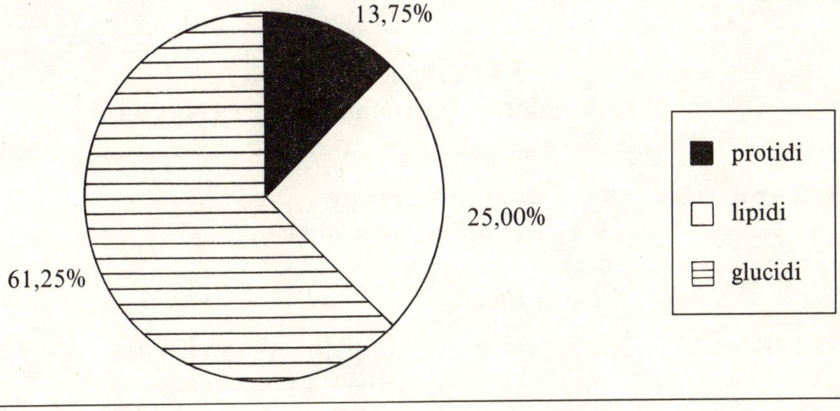

Note

Il peso fisiologico del soggetto è pari a 67 kg, ma si può tollerare una variazione tra i 65 kg e i 69 kg.
La situazione è perciò di sovrappeso non grave (circa il 15% in più rispetto al peso ideale).
Un dieta di 1600 Kcal, con il profilo nutrizionale indicato consente, se seguita scrupolosamente, di raggiungere il peso fisiologico in un tempo compreso tra i 37 e i 67 giorni.

PRIMO GIORNO

Totale calorico giornaliero: circa 1600 Kcal

Prima colazione
150 g di yogurt magro
35 g di miele
50 g di pane

Pranzo
piatto amidaceo: corona di riso (ricetta pag. 82)
piatto con verdure: valerianella saporita (ricetta pag. 157)
40 g di pane

Spuntino
ciliege in coppa (ricetta pag. 164)

Cena
piatto proteico: spiedini d'agnello aromatici (ricetta pag. 109)
piatto con verdure: insalata di campagna (ricetta pag. 152)
40 g di pane

SECONDO GIORNO

Totale calorico giornaliero: circa 1600 Kcal

Prima colazione
200 g di latte scremato
15 g di zucchero di canna
caffè
40 g di pane

Pranzo
piatto amidaceo: linguine alla marinara (ricetta pag. 86)
piatto con verdure: patate in agrodolce (ricetta pag. 132)
50 g di pane

Spuntino
sorbetto alla frutta

Cena
piatto proteico: spigola al cartoccio (ricetta pag. 117)
piatto con verdure: insalata colorata (ricetta pag. 147)
50 g di pane

TERZO GIORNO
Totale calorico giornaliero: circa 1600 Kcal

Prima colazione
200 g di latte scremato
30 g di miele
40 g di cornflakes

Pranzo
piatto amidaceo: tricolore di farfalle in insalata (ricetta pag. 97)
piatto con verdure: grigliata di verdure (ricetta pag. 129)
40 g di pane

Spuntino
macedonia d'estate (ricetta pag. 167)

Cena
piatto proteico: galletti in casseruola (ricetta pag. 107)
piatto con verdure: insalata al cetriolo (ricetta pag. 145)
40 g di pane

DIETA PER UOMO ADULTO, SANO, IN CONDIZIONE DI OBESITÀ

Caratteristiche del soggetto

età 30 anni
altezza 175 cm
peso 97 kg
I.M.C. 31,7
sesso maschile
classe morfologica normale
attività fisica moderata

Linee della dieta

totale calorico giornaliero: 1200 Kcal

protidi:	41 g	pari a	170 Kcal circa
lipidi:	33 g	pari a	300 Kcal circa
glucidi:	183 g	pari a	750 Kcal circa

RIPARTIZIONE CALORICA TRA I NUTRIENTI NELLA DIETA

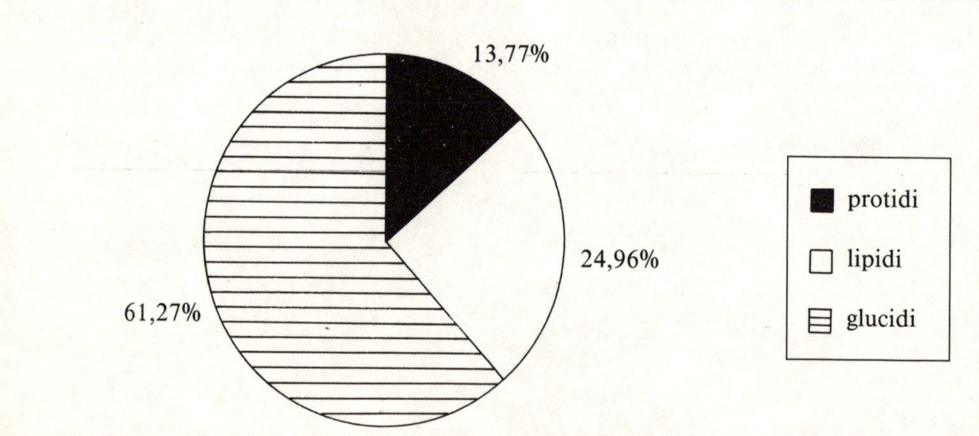

Note

Il peso fisiologico del soggetto è pari a 67 kg, ma si può tollerare una variazione tra i 65 kg e i 69 kg.
La situazione è perciò di obesità (circa il 30% in più rispetto al peso ideale).
Un dieta di 1200 Kcal, con il profilo nutrizionale indicato, consente, se seguita scrupolosamente, di raggiungere il peso fisiologico in un tempo compreso tra i 102 e i 132 giorni.

PRIMO GIORNO Totale calorico giornaliero: circa 1200 Kcal	
Prima colazione	150 g di succo d'arancia 20 g di marmellata 40 g di pane
Pranzo	*piatto amidaceo*: riso con i gamberetti (ricetta pag. 91) *piatto con verdure*: peperoni in agrodolce (ricetta pag. 133) 50 g di pane
Spuntino	150 g di yogurt intero
Cena	*piatto proteico*: fette di pesce spada (ricetta pag. 114) *piatto con verdure*: variegata al pompelmo (ricetta pag. 158) 50 g di pane

SECONDO GIORNO Totale calorico giornaliero: circa 1200 Kcal	
Prima colazione	150 g di latte scremato caffe 40 g di zucchero 30 g di pane
Pranzo	*piatto amidaceo*: pizza vegetariana (ricetta pag. 89) *piatto con verdure*: patate e gallinacci (ricetta pag. 131) 50 g di pane
Spuntino	frullato di frutta (50 g di mele, 50 g di pere, 50 g di succo d'arancia, 10 g di zucchero)
Cena	*piatto proteico*: crema di fagioli (ricetta pag. 128) *piatto con verdure*: insalata bicolore (ricetta pag. 146) 40 g di pane

TERZO GIORNO
Totale calorico giornaliero: circa 1200 Kcal

Prima colazione	100 di yogurt magro 20 g di miele
Pranzo	*piatto amidaceo*: farfalle con sugo di capperi (ricetta pag. 84) *piatto con verdure*: pomodorini al forno (ricetta pag. 134)
Spuntino	80 g di pompelmo
Cena	*piatto proteico*: fegato aromatizzato (ricetta pag. 106) *piatto con verdure*: verdure in citronette (ricetta pag. 159) 50 g di pane

DIETA PER DONNA ADULTA, SANA IN CONDIZIONI DI SOVRAPPESO

Caratteristiche del soggetto

età 30 anni
altezza 165 cm
peso 65 kg
I.M.C. 23,9
sesso femminile
classe morfologica normolineo
attività fisica moderata

Linee della dieta

Totale calorico giornaliero: 1200 Kcal

protidi:	57 g	pari a	230 Kcal circa
lipidi:	33 g	pari a	670 Kcal circa
glucidi:	169 g	pari a	300 Kcal circa

RIPARTIZIONE CALORICA TRA I NUTRIENTI NELLA DIETA

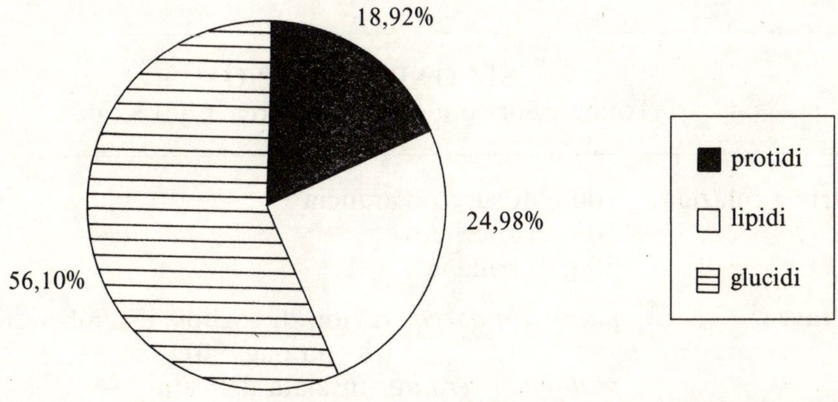

Note

Il peso fisiologico del soggetto è pari a 56 kg, ma si può tollerare una variazione tra i 54 kg e i 58 kg.
La situazione è perciò di sovrappeso non grave (circa il 15% in più rispetto al peso ideale).
Un dieta di 1200 Kcal, con il profilo nutrizionale indicato, consente, se seguita scrupolosamente, di raggiungere il peso fisiologico in un tempo compreso tra i 50 e gli 80 giorni.

PRIMO GIORNO
Totale calorico giornaliero: circa 1200 Kcal

Prima colazione	150 g di latte scremato 30 g di cornflakes
Pranzo	*piatto amidaceo*: penne alla borragine (ricetta pag. 88) *piatto con verdure*: misto di primavera (ricetta pag. 155) 40 g di pane
Spuntino	rotolo alla frutta (ricetta pag. 170)
Cena	*piatto proteico*: nasello in giallo (ricetta pag. 115) *piatto con verdure*: verdure al coriandolo (ricetta pag. 137) 30 g di pane

SECONDO GIORNO
Totale calorico giornaliero: circa 1200 Kcal

Prima colazione	100 g di succo d'arancia 10 g di zucchero 50 g di banana
Pranzo	*piatto amidaceo*: ravioli di sogliola e gamberetti (ricetta pag. 90) *piatto con verdure*: insalata delicata (ricetta pag. 151) 40 g di pane
Spuntino	merendina d'ananas (ricetta pag. 168)
Cena	*piatto proteico*: costata di manzo al pomodoro (ricetta pag. 103) *piatto con verdure*: verdure al curry (ricetta pag. 138) 40 g di pane

TERZO GIORNO

Totale calorico giornaliero: circa 1200 Kcal

Prima colazione 150 g di latte scremato
20 g di cornflakes

Pranzo *piatto amidaceo*: risotto con i fagiolini (ricetta pag. 95)
piatto con verdure: anelli verdi di patate (ricetta pag. 121)

Spuntino sorbetto all'arancia (ricetta pag. 171)

Cena *piatto proteico*: saraghi con verdure (ricetta pag. 116)
piatto con verdure: songino saporito (ricetta pag. 156)
30 g di pane

DIETA PER DONNA ADULTA, SANA, IN CONDIZIONI DI OBESITÀ

Caratteristiche del soggetto

età 30 anni
altezza 165 cm
peso 75 kg
I.M.C. 27,5
sesso femminile
classe morfologica normolineo
attività fisica moderata

Linee della dieta

totale calorico giornaliero: 1000 Kcal

protidi:	47 g	pari a	189 Kcal circa
lipidi:	27 g	pari a	249 Kcal circa
glucidi:	140 g	pari a	560 Kcal circa

RIPARTIZIONE CALORICA TRA I NUTRIENTI NELLA DIETA

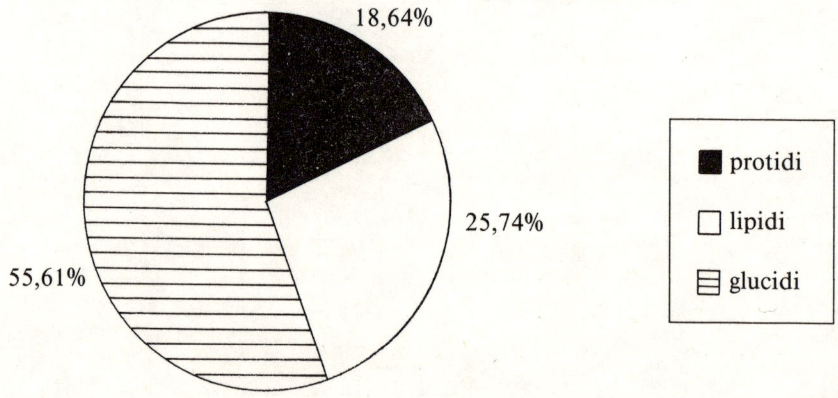

Note

Il peso fisiologico del soggetto è pari a 56,6 kg, ma si può tollerare una variazione tra i 54 kg e i 58 kg.
La situazione è perciò di obesità netta (circa il 30% in più rispetto al peso ideale).
Una dieta di 1000 Kcal, con il profilo nutrizionale indicato, consente, se seguita scrupolosamente, di raggiungere il peso fisiologico in un tempo compreso tra i 99 e i 129 giorni.

PRIMO GIORNO Totale calorico giornaliero: circa 1000 Kcal	
Prima colazione	100 g di succo d'arancia 15 g di fette biscottate integrali 5 g di miele
Pranzo	*piatto amidaceo*: riso e indivia (ricetta pag. 92) *piatto con verdure*: insalatina alla ruchetta (ricetta pag. 154) 20 g di pane
Spuntino	150 g di pesca
Cena	*piatto proteico*: bistecca all'aceto (ricetta pag. 102) *piatto con verdure*: carote "vichy" (ricetta pag. 126) 20 g di pane

SECONDO GIORNO Totale calorico giornaliero: 1000 Kcal	
Prima colazione	100 g di succo d'arancia 200 g di pesca
Pranzo	*piatto amidaceo*: zuppa di spinaci (ricetta pag. 98) *piatto con verdure*: verdure estate (ricetta pag. 140) 30 g di pane
Spuntino	150 g di mela
Cena	*piatto proteico*: triglie al cartoccio (ricetta pag. 118) *piatto con verdure*: insalata con soia (ricetta pag. 150) 30 g di pane

TERZO GIORNO

Totale calorico giornaliero: 1000 Kcal

Prima colazione	100 g di latte scremato 5 g di miele 20 g di corn-flakes
Pranzo	*piatto amidaceo*: crema di carciofi (ricetta pag. 127) *piatto con verdure*: insalata con salsa "ravigote" (ricetta pag. 149) 50 g di pane
Spuntino	100 g di yogurt alla frutta 200 g di banana
Cena	*piatto proteico*: spiedini mediterranei (ricetta pag. 110) *piatto con verdure*: "trifolo" di scorzobianca (ricetta pag. 136) 30 g di pane

DIETA PER UOMO ANZIANO, SANO IN CONDIZIONE DI SOVRAPPESO

Caratteristiche del soggetto

età 65 anni
altezza 170 cm
peso 75 kg
I.M.C. 27,5
sesso maschile
classe morfologica normolineo
attività fisica moderata

Linee della dieta

totale calorico giornaliero: 1300 Kcal

protidi:	55 g	pari a	220 Kcal circa
lipidi:	36 g	pari a	324 Kcal circa
glucidi:	188 g	pari a	754 Kcal circa

RIPARTIZIONE CALORICA TRA I NUTRIENTI NELLA DIETA

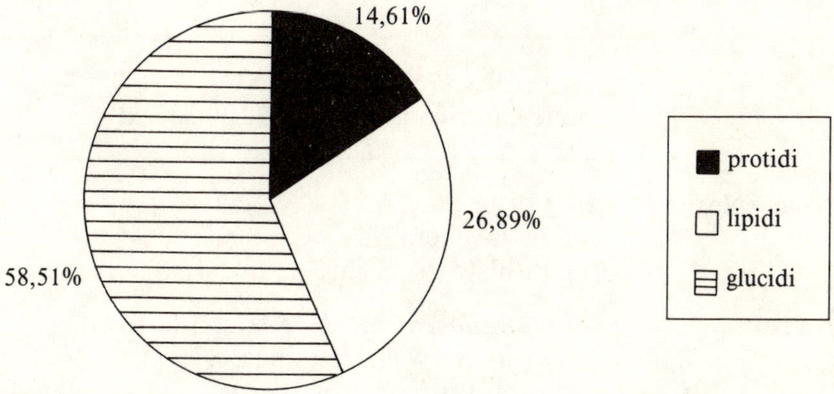

Note

Il peso fisiologico del soggetto è pari a 63,6 kg, ma si può tollerare una variazione tra i 61 kg e i 65 kg.
La situazione è perciò di sovrappeso (circa il 15% in più rispetto al peso ideale).
Una dieta di 1300 Kcal, con il profilo nutrizionale indicato, consente, se seguita scrupolosamente, di raggiungere il peso fisiologico in un tempo compreso tra i 112 e i 142 giorni.

PRIMO GIORNO

Totale calorico giornaliero: 1300 Kcal

Prima colazione	120 g di succo d'arancia 50 g di pane tostato 30 g di marmellata
Pranzo	*piatto amidaceo*: riso e spinaci (ricetta pag. 93) *piatto con verdure*: insalata con acetosa (ricetta pag. 148) 35 g di pane
Spuntino	dolcezze di frutta allo yogurt (ricetta pag. 165)
Cena	*piatto proteico*: lombatine alla ruchetta (ricetta pag. 108) *piatto con verdure*: verdure all'anice (ricetta pag. 139) 35 g di pane

SECONDO GIORNO

Totale calorico giornaliero: 1300 Kcal

Prima colazione	150 g di tè 15 g di zucchero 30 g di biscotti secchi
Pranzo	*piatto amidaceo*: orecchiette con la ricotta (ricetta pag. 87) *piatto con verdure*: torta verde (ricetta pag. 135) 35 g di pane
Spuntino	100 g di yogurt alla frutta
Cena	*piatto proteico*: alici aromatiche (ricetta pag. 113) *piatto con verdure*: insalata di fagiolini (ricetta pag. 153) 35 g di pane

DIETA PER UOMO ADULTO, SANO, IN CONDIZIONI DI OBESITÀ CHE PRATICA UNA ATTIVITÀ SPORTIVA COSTANTE

Caratteristiche del soggetto

età 30 anni
altezza 175 cm
peso 97 kg
I.M.C. 31,7
sesso maschile
classe morfologica normolineo
attività fisica moderata

Linee della dieta

totale calorico giornaliero: 2000 Kcal
protidi: 55 g pari a 223 Kcal circa
lipidi: 55 g pari a 499 Kcal circa
glucidi: 319 g pari a 1277 Kcal circa

RIPARTIZIONE CALORICA TRA I NUTRIENTI NELLA DIETA

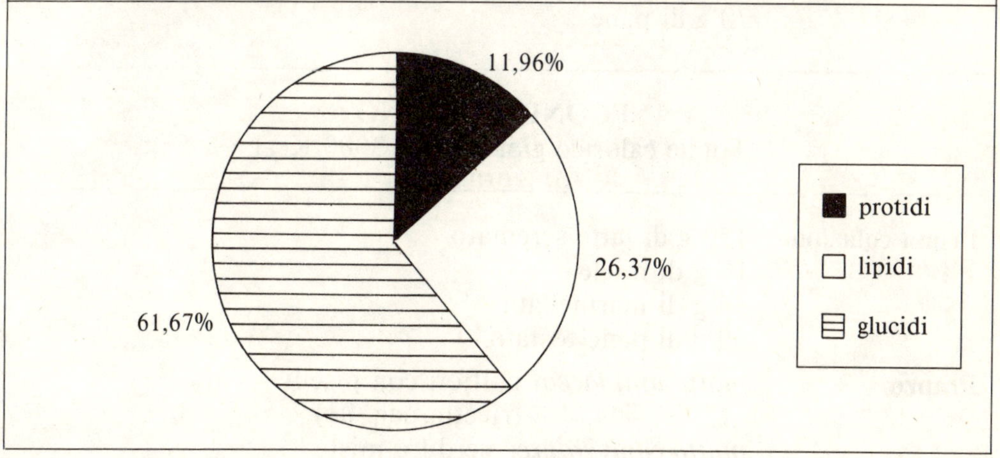

Note

Il peso fisiologico del soggetto è pari a 67,5 kg, ma si può tollerare una variazione tra i 65,4 kg e i 69,4 kg.
La situazione è perciò di obesità netta (circa il 44% in più rispetto al peso ideale).
Una dieta di 2000 Kcal, con il profilo nutrizionale indicato, consente, se seguita scrupolosamente, di raggiungere il peso fisiologico in un tempo compreso tra i 134 e i 164 giorni.

PRIMO GIORNO Totale calorico giornaliero: 2000 Kcal	
Prima colazione	150 g di yogurt alla frutta 35 g di marmellata 60 g di pane tostato
Pranzo	*piatto amidaceo*: risotto al "fumo" (ricetta pag. 94) *piatto con verdure*: carciofi e fave (ricetta pag. 124) 70 g di pane
Spuntino	torta agli agrumi (ricetta pag. 172)
Cena	*piatto proteico*: agnello al basilico (ricetta pag. 101) *piatto con verdure*: armonia vegetale (ricetta pag. 122) 70 g di pane

SECONDO GIORNO Totale calorico giornaliero: 2000 Kcal	
Prima colazione	150 g di latte scremato 10 g di miele 35 g di marmellata 50 g di pane tostato
Pranzo	*piatto amidaceo*: chifferi con piselli (ricetta pag. 81) *piatto con verdure*: verdure miste (ricetta pag. 142) 70 g di pane
Spuntino	budino esotico (ricetta pag. 163)
Cena	*piatto proteico*: "crocca" di uova (ricetta pag. 104) *piatto con verdure*: bocconcini di verdura (ricetta pag. 123) 70 g di pane

DIETA PER UOMO ADULTO, SANO, IN CONDIZIONE DI OBESITÀ CHE CONSUMA UN PASTO SNACK FUORI CASA

Caratteristiche del soggetto

età 30 anni
altezza 175 cm
peso 97 kg
I.M.C. 31,7
sesso maschile
classe morfologica normolineo
attività fisica moderata

Linee della dieta

totale calorico giornaliero: 1200 Kcal

protidi:	41 g	pari a	170 Kcal circa
lipidi:	33 g	pari a	300 Kcal circa
glucidi:	183 g	pari a	730 Kcal circa

RIPARTIZIONE CALORICA TRA I NUTRIENTI NELLA DIETA

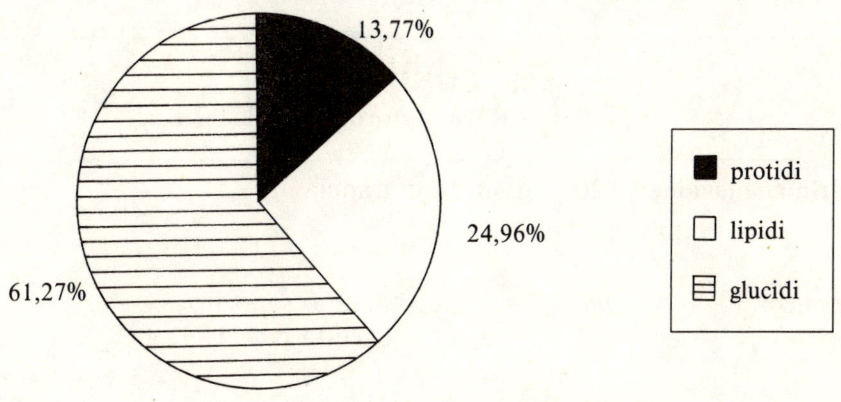

Note

Il peso fisiologico del soggetto è pari a 67 kg, ma si può tollerare una variazione tra i 65 kg e i 69 kg.
La situazione è perciò di obesità (circa il 30% in più rispetto al peso ideale).
Una dieta di 1200 Kcal, con il profilo nutrizionale indicato, consente, se seguita scrupolosamente, di raggiungere il peso fisiologico in un tempo compreso tra i 102 e i 132 giorni.

	PRIMO GIORNO Totale calorico giornaliero: 1200 Kcal
Prima colazione	120 g di succo d'arancia 10 g di marmellata 20 g di pane
Pranzo	*piatto amidaceo:* francesino vegetale (ricetta pag. 166)
Cena	*piatto proteico:* fusilli alla "spellana" (ricetta pag. 85) *piatto con verdure:* patate al vapore (ricetta pag. 130) 40 g di pane
	SECONDO GIORNO Totale calorico giornaliero: 1200 Kcal
Prima colazione	120 g di succo d'arancia
Pranzo	*piatto amidaceo:* panino saporito (ricetta pag. 169)
Spuntino	100 g di banana
Cena	*piatto proteico:* risotto orientale (ricetta pag. 96) *piatto con verdure:* carote al vapore (ricetta pag. 125) 40 g di pane

L'IMPORTANZA DELLA COTTURA

La cottura produce nei cibi modificazioni non sempre positive sotto il profilo nutrizionale. Un alimento dalle ottime caratteristiche nutritive può perderle e diventare anche poco igienico, se viene cotto in modo sbagliato. Una dieta corretta non può prescindere perciò dall'applicazione di tutti quegli accorgimenti pratici che valgono a rendere massimi gli effetti positivi della cottura.

EFFETTI DELLA COTTURA SUI CIBI	
effetti positivi della cottura	– rende il cibo più masticabile e digeribile; – azione microbicida (uccide la maggior parte dei batteri) e quindi rende più igienici e sicuri gli alimenti; – aumenta il gusto e l'aroma dei cibi; – inizia i processi di demolizione dei principi nutritivi, rendendo così meno gravoso il compito dell'apparato digerente.
effetti negativi della cottura	– formazione di sostanze nocive – distruzione e dispersione dei principi nutritivi

LE REGOLE PER CUOCERE I VEGETALI

• La cottura in acqua (lessatura) determina le maggiori perdite di principi nutritivi. Per ridurre queste perdite assicurarsi che:
- il vegetale non sia tagliato in pezzi troppo piccoli;
- la quantità di acqua non sia eccessiva;
- l'acqua sia già bollente al momento dell'introduzione dei vegetali;
- il tempo di cottura sia quello proprio dell'ortaggio (esempio nella preparazione di minestre, introdurre in acqua prima gli ortaggi a più lenta cottura e poi via via gli altri).

• È sempre buona norma riutilizzare l'acqua di cottura per la preparazione di minestre e di risotti.

• La cottura al vapore o a pressione consente di mantenere il valore nutritivo e le caratteristiche organolettiche di gusto e aroma dei cibi.

• I legumi abbisognano per la loro cottura di acque poco dure: se l'acqua al contrario fosse ricca di calcio, si può aggiungere un poco di bicarbonato.

• I legumi secchi, prima della cottura, debbono subire un ammollo prolungato che, oltre allo scopo di far entrare l'acqua nel seme, ha quello di far passare nell'acqua i principi tossici espulsi dal seme stesso. L'acqua quindi va più volte cambiata.

• Nella cottura della frutta l'uso di un po' di zucchero consente di mantenere una miglior consistenza.

LE REGOLE PER CUOCERE LE CARNI

- È sempre buona norma cuocere la carne. Consumata cruda essa è infatti meno digeribile e può presentare un alto tasso di inquinamento batterico.
- Nella cottura ai ferri, certamente tra le migliori, evitare di consumare la carne bruciacchiata in superficie.
- La cottura della carne si deve considerare avvenuta completamente quando le modificazioni che essa produce si riscontrano anche all'interno del pezzo.
- Per avere un buon brodo di carne è bene iniziare la cottura in acqua fredda e aggiungere il sale in seguito.
- Per avere un lesso saporito immergere invece la carne nell'acqua già bollente, salata e aromatizzata.
- La cottura alla brace si fa a recipiente coperto per evitare un'evaporazione troppo rapida del liquido.
- La cottura arrosto in genere riesce meglio in forno a 150-180 °C piuttosto che a fuoco diretto. In ogni caso va fatta precedere da una fase di rosolatura.

LE REGOLE PER CUOCERE IL PESCE

- Volendo lessare il pesce è utile cuocerlo in acqua addizionata di un po' di aceto o limone, per limitare la perdita delle sostanze nutritive.
- La carne di pesce si presta particolarmente per la cottura al cartoccio, saporita ma leggera per l'assenza di grassi di condimento.
- La frittura è la tecnica di cottura del pesce (e anche degli altri alimenti) che più facilmente può generare sostanze tossiche per l'organismo. La digeribilità di un alimento fritto è comunque modesta.
- Se si vuole friggere conviene in ogni caso scegliere un grasso che presenti alto punto di fumo (vedi tabella a pag. seg.).
- La presenza di particelle estranee, come briciole di pane, favorisce la decomposizione del grasso abbassando il punto di fumo.
- È comunque una pessima abitudine quella di rinfrescare un olio fritto con uno nuovo.
- Mai riutilizzare un olio che sia già stato impiegato per friggere.
- Contenere il più possibile il tempo di permanenza dell'alimento nell'olio di frittura.

PUNTO DI FUMO DEI GRASSI	
olio di arachide	punto di fumo 198
olio di girasole	punto di fumo 190
olio di mais	punto di fumo 185
olio di soia	punto di fumo 178
olio vergine d'oliva	punto di fumo 175
margarina	punto di fumo 179
burro	punto di fumo 161
lardo	punto di fumo 192

LE REGOLE PER CUOCERE LE UOVA

- La cottura delle uova è utile non solo dal punto di vista dell'igiene, ma anche sotto il profilo nutrizionale. Per effetto del calore si inattiva infatti una sostanza presente nell'albume, l'*avidina*, che altrimenti agirebbe come bloccante di importanti principi vitaminici.
- La cottura migliore è quella cosiddetta *alla coque*, ottenuta immergendo l'uovo in acqua fredda e portandola all'ebollizione.

CUOCERE CON LE MICROONDE

Questo tipo di cottura sfrutta un principio diverso per la produzione del calore. L'aumento di temperatura si produce infatti non per azione del calore diretto ma per effetto di onde elettromagnetiche che "bombardano" l'alimento da cuocere. Queste vengono assorbite dall'alimento le cui particelle si pongono in rapidissima vibrazione. Per effetto di queste vibrazioni e dell'attrito che di conseguenza si sviluppa tra le particelle, la temperatura inizia ad alzarsi molto velocemente, determinando la cottura. Caratteristico del sistema a microonde è il fatto che lo sviluppo del calore procede dall'interno del cibo verso l'esterno, esattamente il contrario di quanto avviene nelle altre cotture.
Questa tecnica di cottura presenta certamente aspetti interessanti quali:

- è molto più veloce della cottura tradizionale;
- cuoce "pulito", con pochi schizzi e bruciacchiature;
- cuoce senza riscaldare l'ambiente;
- è molto adatta per scongelare;
- va bene per cuocere le verdure, sia fresche che congelate;
- è assai pratico per spuntini e piccoli pranzi caldi.

A fronte di questi vantaggi troviamo però difficoltà nelle preparazioni come l'arrosto, dove è importante che il calore giunga dall'esterno.

SPEZIE ED ERBE AROMATICHE

Fin dall'antichità l'uomo ha utilizzato le spezie e le erbe aromatiche. Nelle cellule delle loro radici, fusti, foglie e semi, si possono trovare i cosiddetti *oli essenziali*, che, oltre a conferire l'aroma, esercitano delle azioni particolari sul nostro organismo. Molti oli essenziali, se ingeriti nelle giuste dosi, stimolano alcune funzioni digestive, accrescendo l'attività degli enzimi e rendendo più breve la permanenza del cibo nello stomaco e nell'intestino. L'uso delle spezie è perciò un ausilio prezioso alla cucina, anche sotto il profilo della salute. La cottura e la miscelazione casuale degli aromi può però attenuare l'azione benefica degli oli essenziali; per questa ragione alcune erbe vanno impiegate a crudo, e nel fare dei cocktail aromatici si devono rispettare alcune regole di combinazione. Nella tabella qui sotto possiamo vedere le principali sostituzioni tra diverse spezie ed erbe che posseggono il medesimo principio aromatico. La tabella a pag. 75 mostra quali siano le specifiche azioni stimolanti verso alcuni organi dell'apparato digerente. Nella tabella qui sotto possiamo vedere le principali sostituzioni tra diverse spezie ed erbe che posseggono il medesimo principio aromatico.

LE PRINCIPALI SOSTITUZIONI TRA LE DIVERSE SPEZIE E ERBE CON PRINCIPIO AROMATICO SIMILARE[1]

spezia e erba aromatica	*sostituzione similare*
peperoncini vari	equivalenti
pepe nero	pepe bianco
pepe	peperoncini
senape	rafano
prezzemolo	coriandolo (foglie)
anice	aneto e finocchio
zafferano	curcuma
zenzero	galanga
origano	maggiorana
chiodi di garofano	pepe garofanato
noce moscata	macis
sesamo	arachide

[1] Il principio aromatico è la risultante dell'insieme di tutti gli oli essenziali contenuti.

LE AZIONI DIGESTIVE SVOLTE DALLE SPEZIE E DALLE PIANTE AROMATICHE	
spezie e piante aromatiche	***azione digestiva***
agrumi (scorza)	esaltatori, eccitanti della mucosa gastrica
angelica (semi)	digestiva
anice	carminativa[1] e stomachica[2]
basilico	digestiva
cannella	stomachica, carminativa, antisettica intestinale
chiodi di garofano	carminativa, antisettica intestinale
coriandolo	carminativa, stomachica
comino	stimolante della digestione
dragoncello o estragone	forte stimolante della digestione
finocchio/finoc. selvatico	carminativo stimolante (piante e semi)
ginepro (piccole dosi)	stimolante della digestione
maggiorana	tonico, stimolante della secrezione gastrica
mentuccia	stimolante della digestione
noce moscata	stimolante delle secrezioni gastriche
origano	stimolante delle secrezioni gastriche
peperoncino	stimolante delle secrezioni gastriche
prezzemolo	stimolante delle secrezioni gastriche
rosmarino	stimolante delle secrezioni gastriche
salvia	carminativo, stimolante delle secrezioni gastriche
santoreggia	forte stimolante delle secrezioni gastriche
senape	stimolante del pancreas
timo	tonico, digestivo carminativo
zafferano	eupeptico[2], carminativo, stimolante delle secrezioni gastriche
zenzero (radice)	stimolante della digestione

[1] carminativo = che diminuisce la formazione di gas nell'intestino.
[2] stomachico, eupeptico = che favorisce la stimolazione gastrica.

Fantasia in cucina

NOTE ALLA PRESENTAZIONE DELLE RICETTE

• Le ricette sono state raggruppate a seconda dei principi nutritivi che le caratterizzano. Sono perciò state suddivise in:
- piatti a base di carboidrati;
- piatti a base di proteine;
- piatti di verdura (ricchi di fibra, sali e componenti vitaminiche).

• La componente lipidica è presente nelle diverse preparazioni secondo corretti schemi di abbinamento degli ingredienti. Si è infatti ritenuto opportuno, sotto il profilo di una corretta educazione alimentare, non inserire in questo ricettario piatti che presentassero quasi esclusivo contenuto lipidico.

• Il ricettario è completato con la proposta di alcuni spuntini per la merenda pomeridiana o l'eventuale intervallo di mezza mattina.

• Allo scopo di agevolare la combinazione dei piatti all'interno dei pasti, salvaguardando sia la correttezza degli abbinamenti sia il mantenimento del giusto apporto energetico e di nutrienti, per ogni ricetta vengono riportati il contenuto calorico (per una porzione), glucidico, protidico e lipidico, e sono indicati il tipo e il livello energetico secondo la legenda a pag. 77.

• Le ricette presentate sono di norma per quattro persone.
Preparazioni particolari, che prevedono l'uso di tortiere, stampi o teglie o necessitano di "grosse" parti, sono descritte per sei od otto persone.
Per esempio i "ravioli di sogliola e gamberetti" richiedono otto porzioni perché sarebbe difficilissimo preparare la pasta con una quantita di farina inferiore ai 200 grammi.

livello energetico: *	= piatto a basso contenuto calorico (in rapporto alla categoria di appartenenza)
**	= piatto a più elevato contenuto calorico (in rapporto alla categoria di appartenenza)

PER DOSARE IN MODO SEMPLICE ALCUNI ALIMENTI RICORDATE CHE:	
un cucchiaino da caffè di zucchero	equivale a 5 grammi circa
un cucchiaino da caffè di miele	equivale a 8 grammi circa
un cucchiaino da caffè di burro	equivale a 4 grammi circa
un cucchiaino da caffè di olio	equivale a 4 grammi circa
un cucchiaino da caffè di farina	equivale a 5 grammi circa
un cucchiaino da caffè di marmellata	equivale a 6 grammi circa
un cucchiaio da minestra di zucchero	equivale a 12 grammi circa
un cucchiaio da minestra di miele	equivale a 24 grammi circa
un cucchiaio da minestra di burro	equivale a 13 grammi circa
un cucchiaio da minestra di olio	equivale a 13 grammi circa
un cucchiaio da minestra di farina	equivale a 15 grammi circa
un cucchiaio da minestra di marmellata	equivale a 18 grammi circa

Piatti a base di carboidrati

Chifferi con piselli

tipo: a base amidacea **livello energetico: ****

Calorie: 564
Glucidi: 80 g
Proteine: 16 g
Lipidi: 22 g

Tempo occorrente: 30 minuti

Ingredienti:

380 g di pasta corta tipo "chifferi"
150 g di piselli sgranati
50 g di olio extravergine
40 g di pecorino fresco
trito aromatico (salvia, rosmarino, basilico, prezzemolo)
sale

Fate lessare i piselli in una casseruola con abbondante acqua salata bollente. Nel frattempo portate a bollore un'altra pentola d'acqua dove cuocerete i chifferi. Intanto ponete in una ciotola un trito fatto con un grosso ciuffo di basilico e qualche fogliolina delle altre erbe; ponete poi il pecorino, il sale e l'olio. Emulsionate fino a ottenere una densa salsina che distribuirete sulla pasta scolata al dente.

Corona di riso

tipo: a base amidacea **livello energetico: ****

Calorie: 472
Glucidi: 65,6 g
Proteine: 6,7 g
Lipidi: 22 g

Tempo occorrente: circa un'ora

Ingredienti (per 6 persone):

per la corona:
900 g di brodo
400 g di riso
40 g di cipolla mondata
40 g di burro
un uovo
un pizzico di basilico
un cucchiaino di parmigiano grattugiato
mezzo bicchiere di vino bianco secco
3 cucchiai di olio extravergine d'oliva
sale
burro per lo stampo

per la salsa:
uno scalogno
18 fiori di zucca
(una decina servono per decorare)
20 g di farina bianca
250 g di brodo
20 g di burro
80 g di panna liquida
sale
pepe
1 pomodoro

Fate appassire la cipolla, tritata finemente, in tre cucchiai d'olio. Aggiungete il riso, fatelo tostare brevemente e bagnatelo con mezzo bicchiere di vino. Una volta evaporato, iniziate ad aggiungere gradualmente il brodo caldo, mescolando spesso, sino a cottura del riso (asciutto e leggermente al dente). A questo punto spegnete la fiamma, unite il burro, un cucchiaio di parmigiano, un pizzico di basilico tritato, un uovo sbattuto, e lasciate mantecare. Imburrate le pareti di uno stampo circolare e versatevi il riso; coprite lo stampo con dell'alluminio e ponetelo in un contenitore con poca acqua calda (due dita saranno sufficienti). Proseguite la cottura a bagnomaria introducendo tutto in forno già caldo a 200 °C per 30 minuti circa. Nel frattempo preparate la salsa. Mondate i fiori di zucca, privandoli del pistillo. Rosolate lo scalogno, pulito e tritato, in un po' di burro, unite la farina e stemperate il tutto lentamente con il brodo caldo. Fate sobbollire a fuoco moderato per 5-6 minuti, aggiungete i fiori di zucca e cuocete ancora per un paio di minuti. Appena prima di spegnere la fiamma, versate la panna e aggiungete un pizzico di sale e di pepe. Tagliate a dadini un pomodoro maturo di medie dimensioni. Sfornate la corona di riso, capovolgetela su un piatto, utilizzate i fiori di zucca più belli per decorare l'esterno e nel centro versate la salsa e la dadolata di pomodoro.

Farfalle con sugo di capperi

tipo: a base amidacea **livello energetico: ****

Calorie: 484
Glucidi: 79,2 g
Proteine: 11,2 g
Lipidi: 15,7 g

Tempo occorrente:
30 minuti circa

Ingredienti (per 6 persone):

500 g di pasta tipo "farfalle"
100 g di capperi sotto sale
60 g di olio d'oliva
una fetta di prosciutto crudo (50 g)
3 fette di pancarré
una manciata di foglie di prezzemolo
sale

Mettete a bollire una capace pentola d'acqua. Private le fette di pancarré delle crosticine laterali e riducetele a dadini. Fate lo stesso con la fetta di prosciutto. Sciacquate bene i capperi in molta acqua, in modo da togliere il sale. Lessate la pasta e intanto, in una larga casseruola, riscaldate l'olio e fatevi appassire la dadolata di prosciutto. Unite i dadini di pane e lasciateli rosolare. Scolate la pasta al dente e versatela nella casseruola insieme con i capperi, rigirate velocemente le farfalle a fiamma viva, perché prendano sapore. Cospargete con una manciatina di foglioline di prezzemolo tritato e servite.

Fusilli alla “spellana”

tipo: a base amidacea **livello energetico: ****

Calorie: 562
Glucidi: 88,5 g
Proteine: 15 g
Lipidi: 19 g

Tempo occorrente:
30 minuti

Ingredienti:

380 g di pasta tipo “fusilli”
350 g di passata di pomodoro
100 g di pancetta affumicata
70 g di cipolla
50 g di sedano
50 g di carota
qualche foglia di alloro, prezzemolo, salvia
pecorino grattugiato a piacere
3 cucchiaini di olio d’oliva
sale
pepe

Tagliate la cipolla, il sedano e la carota a dadini. Fate appassire le verdure in 3 cucchiaiate d’olio. Aggiungete una dadolata di pancetta, una foglia di alloro e la passata di pomodoro. Salate e pepate. Fate cuocere, a pentola coperta, per circa 20 minuti. Nel frattempo, fate bollire l’acqua, salatela e cuocetevi al dente i fusilli. Togliete la foglia di alloro e unite un trito di salvia e prezzemolo. Condite la pasta con questo sugo e abbondante pecorino grattugiato.

Linguine alla marinara

tipo: a base amidacea **livello energetico: ******

Calorie: 355
Glucidi: 47 g
Proteine: 20,7 g
Lipidi: 10,6 g

Tempo occorrente: circa 40 minuti

Ingredienti:

350 g di pasta tipo linguine
400 g di polpa di pomodoro a pezzi
250 g di filetti di nasello
100 g di gamberetti sgusciati
80 g di cipolla
un cucchiaino di concentrato di pomodoro
un cucchiaio di prezzemolo tritato
mezzo bicchiere di vino bianco secco
2 cucchiai di olio extravergine d'oliva
sale
pepe

Mondate la cipolla, tritatela molto finemente e fatela appassire, soffriggendola in una casseruola con due cucchiaiate d'olio. Unite il nasello tagliato a pezzetti e i gamberetti. Fate rosolare ancora per un paio di minuti e bagnate con mezzo bicchiere di vino bianco. Lasciate evaporare, quindi aggiungete un cucchiaino di concentrato di pomodoro e tutta la polpa. Salate e pepate, incoperchiate e lasciate sobbollire il sugo per circa 35 minuti. Mettete a bollire una pentola con abbondante acqua; al bollore salate e versatevi le linguine. Cuocete piuttosto al dente, scolate, condite con tutto il sugo di pesce, cospargete con una cucchiaiata di prezzemolo tritato e portate in tavola.

Orecchiette con la ricotta

tipo: a base amidacea **livello energetico: ****

Calorie: 345
Glucidi: 77 g
Proteine: 13 g
Lipidi: 0,2 g

Tempo occorrente:
35 minuti

Ingredienti:

320 g di pasta tipo "orecchiette"
140 g di ricotta
20 g di zucchero
10 g di cannella
sale

Cuocete le orecchiette in una pentola con abbondante acqua salata. Nel frattempo mescolate in una ciotola la ricotta con lo zucchero e la cannella, allungando il miscuglio con qualche cucchiaio dell'acqua di cottura. A cottura ultimata scolate la pasta e conditela con il condimento a base di ricotta. Servire subito.

Penne alla borragine

tipo: a base amidacea **livello energetico: ****

Calorie: 364
Glucidi: 58,4 g
Proteine: 8,7 g
Lipidi: 12,2 g

Tempo occorrente:
40 minuti circa

Ingredienti:

350 g di polpa di pomodoro a pezzi
350 g di pasta tipo "penne"
250 g di borragine
40 g di cipolla
20 g di burro
3 cucchiai di parmigiano grattugiato
uno spicchio d'aglio
3 cucchiai di olio extravergine d'oliva
sale
pepe

In una casseruolina mettete ad appassire la cipolla, tritata finemente, insieme con uno spicchio d'aglio intero leggermente schiacciato e con 3 cucchiai d'olio. Unite quindi la polpa di pomodoro, salate, pepate e proseguite la cottura per circa 30 minuti. Nel frattempo mondate la borragine, scartando le foglie più dure, lavatela e sgocciolatela bene. Fate bollire circa 2 litri d'acqua in una pentola, salatela e versatevi la pasta. Dopo circa 6 minuti di bollitura, unite la borragine e lessate gli ingredienti finché non saranno entrambi cotti. Scolate al dente, condite con il burro, rimestate; eliminate l'aglio dal sughetto e aggiungetelo alla pasta; rigirate ancora, cospargete con poco parmigiano grattugiato e servite.

Pizza vegetariana

tipo: a base amidacea	livello energetico: **

Calorie: 310
Glucidi: 60 g
Proteine: 8,5 g
Lipidi: 5,6 g

Tempo occorrente:
un'ora e 50 minuti

Ingredienti (per 6 persone):

600 g di pasta da pane
300 g di pomodori
200 g di peperone giallo
150 g di fagiolini
100 g di crescione
150 g di zucchine
un pizzico di origano
3 cucchiai di olio extravergine d'oliva
sale
pepe

Stendete la pasta da pane sulla spianatoia. Ungete leggermente d'olio una teglia per pizza, rotonda, del diametro di cm 24, e foderatela con la pasta di pane. Lasciate lievitare in luogo tiepido per circa un'ora. Intanto mondate i fagiolini, lavateli e lessateli, scolandoli un po' al dente. Private il peperone del picciolo, dei semi e delle membrane interne e spuntate le zucchine. Lavate entrambe le verdure, quindi tagliate il peperone in dadolata e la zucchina a rondelle. Riscaldate una cucchiaiata d'olio e fatevi saltare le rondelle di zucchina, fino a dorarle leggermente poi toglietele e ponetele a sgocciolare su un foglio di carta da cucina. Nella stessa padella fate riscaldare una seconda cucchiaiata d'olio e soffriggetevi la dadolata di peperone. Mondate il crescione, lavatelo e tritatelo grossolanamente. Lavate e asciugate anche i pomodori, quindi riduceteli a rondelle. Disponete a corona, sulla pasta lievitata, le rondelle di pomodoro e quelle di zucchina. Al centro mescolate il crescione con i fagiolini spezzettati e la dadolata di peperone. Salate e pepate il tutto, insaporite con un pizzicone di origano e irrorate con un filino d'olio extravergine. Cuocete in forno già caldo a 250 °C per circa 30 minuti.

Ravioli di sogliola e gamberetti

tipo: a base amidacea **livello energetico: ****

Calorie: 298
Glucidi: 26,6 g
Proteine: 12,5 g
Lipidi: 16,4 g

Tempo occorrente:
2 ore circa

Ingredienti (per 8 persone):

200 g di farina bianca
2 uova
3 cucchiai di olio extravergine d'oliva
200 g di filetti di sogliola
200 g di gamberetti da sgusciare
250 g di panna liquida
50 g di porro mondato
3 fette di pancarré
3 scalogni
2 bicchieri di vino bianco secco
un grosso pizzico di trito aromatico di timo, prezzemolo e maggiorana
sale
pepe

Sulla spianatoia fate la fontana con la farina. Sgusciatevi le uova, unite una cucchiaiata d'olio e un pizzico di sale e impastate fino a ottenere un impasto sodo ed elastico che avvolgerete in pellicola trasparente e porrete in frigorifero per circa 30 minuti. Nel frattempo mettete ad ammollare in 50 g di panna 3 fette di pancarré. Tritate lo scalogno, affettate il porro e poneteli ad appassire in 2 cucchiaiate d'olio. Aggiungete quindi i filetti di pesce e i gamberetti sgusciati a crudo. Salate, pepate, versate un terzo di bicchiere di vino e fate asciugare il composto a fuoco vivo. Spegnete e passate al tritatutto. Unite le fette di pane senza strizzarle, e amalgamate bene il tutto in modo da ottenere un impasto omogeneo. Servendovi dell'apposita macchinetta, tirate la pasta in sfoglie sottili. Dividete le sfoglie in due metà e su una distribuite l'impasto, facendone dei mucchietti distanti tra loro circa 5 cm. Coprite con le altre sfoglie, premete con le dita attorno a ciascun mucchietto in modo da chiuderlo bene nella pasta e tagliate i ravioli. Lessate i ravioli in abbondante acqua salata e scolateli al dente. Per preparare il condimento, tritate 2 scalogni, uniteli a un bicchiere e mezzo di vino e fate ridurre il liquido di circa tre quarti. Aggiungete la panna rimasta, i ravioli e un pizzicone di trito aromatico. Fate saltare la pasta a fuoco vivo, in modo che si insaporisca bene e servitela.

Riso con i gamberetti

tipo: a base amidacea **livello energetico: **

Calorie: 323
Glucidi: 61,5 g
Proteine: 7,2 g
Lipidi: 6,8 g

Tempo occorrente:
30 minuti circa

Ingredienti (per 6 persone):

360 g di riso
100 g di code di gamberetti (anche surgelati)
30 g di cipolla
50 g di uvetta
700 g di brodo (anche di dado)
mezzo cucchiaino di zenzero
una bustina di zafferano
mezzo bicchiere di vino bianco secco
2 cucchiaini di olio extravergine d'oliva
sale

Mettete a bagno l'uvetta in acqua tiepida. Sgusciate a crudo le code dei gamberetti, lavatele rapidamente e sgocciolatele bene. In una casseruola con due cucchiaiate d'olio fate appassire la cipolla ben tritata. Unite il riso e tostatelo per qualche minuto a fuoco vivo. Irrorate con mezzo bicchiere di vino, fate evaporare e aggiungete l'uvetta, il brodo caldo, una bustina di zafferano e un pizzico di sale. Cuocete a fuoco vivace per circa 10 minuti, mescolando di tanto in tanto. Aggiungete poi le code di gamberetti e mezzo cucchiaino di zenzero grattugiato. Completate la cottura in 5 minuti circa. Distribuite il risotto nei piatti e servitelo immediatamente.

Riso e indivia

tipo: a base amidacea **livello energetico: ****

Calorie: 370
Glucidi: 67 g
Proteine: 8,7 g
Lipidi: 9,3 g

Tempo occorrente:
50 minuti circa

Ingredienti:

220 g di riso parboiled
800 g di indivia
80 g di cipolla
uno spicchio d'aglio
60 g di sedano
70 g di carota
25 g di olio extravergine d'oliva
prezzemolo
sale

Prendete una capace casseruola e fate appassire nell'olio la cipolla, l'aglio, il sedano, il prezzemolo e la carota, finemente tritati. Aggiungete quindi l'indivia e un litro di acqua circa. Quando l'indivia avrà perso la sua consistenza, unite il riso e terminate la cottura. Servite ben caldo.

Riso e spinaci

tipo: a base amidacea **livello energetico: ****

Calorie: 311
Glucidi: 40 g
Proteine: 9,2 g
Lipidi: 13,8 g

Tempo occorrente:
25 minuti

Ingredienti:

400 g di spinaci
160 g di riso
40 g di parmigiano
40 g di burro
mezzo litro di brodo (anche di dado)
sale

Tritate finemente gli spinaci e fateli rosolare velocemente in una casseruola contenente il burro. Lasciateli cuocere, quindi uniteli a mezzo litro di brodo caldo. Una volta giunto al bollore, versate il riso; proseguite la cottura a fuoco medio. Quando il riso sarà al dente aggiungete il parmigiano grattugiato e servite subito.

Risotto al "fumo"

tipo: a base amidacea **livello energetico: ****

Calorie: 475
Glucidi: 72,3 g
Proteine: 13 g
Lipidi: 17 g

Tempo occorrente: 25 minuti

Ingredienti (per 6 persone):

1,200 l circa di brodo
450 g di riso parboiled
100 g di scamorza affumicata
40 g di cipolla mondata
35 g di burro
30 g di parmigiano
mezzo bicchiere di vino bianco secco
2 cucchiaini di olio d'oliva
sale
pepe nero in grani

Tritate la cipolla e fatela imbiondire in una casseruola con 2 cucchiaiate d'olio. Versate il riso e fatelo tostare a fuoco vivo. Aggiungete poi mezzo bicchiere di vino e fatelo evaporare. Mescolate spesso il riso, aggiungendo il brodo caldo a poco a poco. Fate una dadolata con circa metà della scamorza e tagliate a fettine sottili l'altra metà. Appena il riso sarà al dente aggiustatelo di sale e aromatizzate con un po' di pepe. Spegnete la fiamma e aggiungete il burro, il parmigiano e la dadolata di scamorza. Copritelo e lasciatelo riposare per un paio di minuti poi raccoglietelo in un piatto e servitelo fumante, coperto con le fettine di scamorza fondenti.

Risotto con i fagiolini

tipo: a base amidacea	**livello energetico: ** **

Calorie: 378
Glucidi: 63,4 g
Proteine: 6 g
Lipidi: 12,8 g

Tempo occorrente: 30 minuti

Ingredienti:

270 g di riso
130 g di fagiolini
40 g di burro
20 g di parmigiano grattugiato
0,75 l circa di brodo
uno spicchio d'aglio
un bicchiere di vino bianco secco
sale

Spuntate i fagiolini, lavateli e spezzateli in parti. In una larga casseruola fate appassire uno spicchio d'aglio insieme con 20 g di burro e con i fagiolini. Appena l'aglio sarà colorito, toglietelo e mettete nella pentola il riso. Tostatelo a fiamma vivace poi bagnatelo con mezzo bicchiere di vino. Quando questo sarà evaporato, proseguite la cottura del riso e della verdura, mescolando con il brodo caldo. Dopo aver tolto dal fuoco il risotto al dente, aggiustatelo di sale e mantecatelo con il parmigiano e il burro rimasto. Lasciate riposare per qualche minuto incoperchiato e servite su un piatto da portata.

Risotto orientale

tipo: a base amidacea **livello energetico: ****

Calorie: 454
Glucidi: 60,2 g
Proteine: 17 g
Lipidi: 17,7 g

Tempo occorrente: 40 minuti

Ingredienti (per 6 persone):

800 g di brodo
350 g di riso parboiled
250 g di petto di pollo
80 g di una fetta di prosciutto cotto
100 g di funghi champignon
50 g di uvetta passa
una cipolla
un chiodo di garofano
alloro, zafferano, zenzero
un cucchiaino di prezzemolo tritato
mezzo bicchiere di vino bianco secco
6 cucchiaini di olio d'oliva
sale
pepe

Fate rinvenire l'uvetta in poca acqua tiepida. Infilate il chiodo di garofano e una foglia di alloro spezzettata nella cipolla. In una pentola fate riscaldare quattro cucchiaiate d'olio poi aggiungete il riso. Mescolate e copritelo con il brodo bollente. Salate e aggiungete la cipolla preparata. Mescolate ancora quindi passate il riso coperto nel forno già riscaldato a 200 °C per 18 minuti per meglio far assorbire il liquido nel riso. Nel frattempo mondate, raschiate e lavate bene i funghi e tagliateli a fettine. In una larga padella fate riscaldare due cucchiaiate d'olio e poi mettetevi a rosolare il petto di pollo. Salate e pepate. A doratura ultimata togliete la carne e, nello stesso olio, fate scaldare i funghi; poi, quando questi avranno fatto l'acqua, riaggiungete il petto di pollo, il prosciutto a dadini, e l'uvetta sgocciolata. Aggiungete mezzo bicchiere di vino dove avrete sciolto lo zafferano e con una grattatina di zenzero. Sfornate il riso e aggiungetelo nella teglia del sughetto. Eliminate la cipolla, mescolate il riso lentamente, ma molto bene, perché si amalgami con gli ingredienti del sugo, quindi cospargete con una cucchiaiata abbondante di prezzemolo tritato e servite subito il pilaf.

Tricolore di farfalle in insalata

tipo: a base amidacea **livello energetico: ******

Calorie: 407
Glucidi: 60,2 g
Proteine: 13 g
Lipidi: 14,3 g

Tempo occorrente:
30 minuti circa

Ingredienti (per 6 persone):

360 g di pasta tipo "farfalle"
350 g di pomodori
200 g di zucchine
150 g di mozzarella
80 g di piselli sgranati
60 g di olio extravergine d'oliva
un pizzico di basilico tritato
sale

Portate a bollore una capace pentola con abbondante acqua salata e lessatevi la pasta. Nel frattempo riducete in dadolata le zucchine e, separatamente, i pomodori, dopo averli pelati immergendoli per pochi secondi in acqua bollente. Ponete i pomodori in una insalatiera e unite la mozzarella, tagliata anch'essa a dadini. Quando mancherà un minuto circa alla cottura della pasta, aggiungete i piselli e la dadolata di zucchine. A cottura ultimata scolate il tutto e lasciate raffreddare. Trasferite in un'insalatiera, mescolate e condite con olio, un pizzico di sale e basilico tritato.

Zuppa di spinaci

tipo: a base amidacea **livello energetico: ***

Calorie: 244
Glucidi: 30 g
Proteine: 9 g
Lipidi: 10 g

Tempo occorrente: 40 minuti

Ingredienti:

800 g di spinaci
80 g di latte scremato
160 g di pane
40 g di burro
35 g di parmigiano grattugiato
un litro di brodo di carne magra
noce moscata
sale

Tritate gli spinaci e fateli appassire nel burro a fuoco lento. Quando l'acqua degli spinaci sarà quasi tutta evaporata aggiungete il brodo con il latte scremato. Cuocete a fuoco lento aggiungendo la noce moscata e il parmigiano. Servite la zuppa ben calda con fettine di pane abbrustolito.

Piatti a base di proteine (carni e uova)

Agnello al basilico

tipo: a base proteica magra **livello energetico: ***

Calorie: 188
Glucidi: 0,3 g
Proteine: 24,7 g
Lipidi: 9,7 g

Tempo occorrente:
un'ora e 30 minuti

Ingredienti (per 6 persone):

un cosciotto d'agnello (1.500 g circa)
60 g di basilico
un mestolo di brodo
un bicchiere di vino bianco secco
3 cucchiai d'olio d'oliva
sale
pepe

Privateil cosciotto di eventuali scarti e poi disponetelo in una teglia che lo contenga. Aggiungete sopra il basilico pulito, salate e pepate, quindi irrorate con 3 cucchiaiate d'olio. Coprite la teglia con un foglio d'alluminio e passatela nel forno preriscaldato a 200 °C per un'ora e 15 minuti. Durante la cottura, spruzzate con un bicchiere di vino e, una volta evaporato, anche con un mestolo di brodo caldo. A cottura ultimata sistemate l'agnello, parzialmente affettato, su un piatto da portata e servitelo, decorando a piacere.

Bistecca all'aceto

tipo: a base proteica magra **livello energetico: ***

Calorie: 154
Glucidi: 0 g
Proteine: 24,7 g
Lipidi: 6,1 g

Tempo occorrente: 10 minuti (più la marinata d'aceto)

Ingredienti:

4 bistecche di manzo senz'osso (ognuna di 120 g circa)
aceto
origano
un cucchiaio di olio extravergine di oliva
sale
pepe

Fate un miscuglio di aceto, origano, pepe e sale dove si lascerà la carne a marinare per circa 40 minuti. Sgocciolate la carne e cuocetela su una piastra rovente per alcuni minuti. Eventualmente aggiungete un cucchiaio di olio extravergine d'oliva a cottura ultimata.

Costate di manzo al pomodoro

tipo: a base proteica magra **livello energetico: ****

Calorie: 267
Glucidi: 5,8 g
Proteine: 39 g
Lipidi: 9,8 g

Tempo occorrente:
30 minuti

Ingredienti:

4 costate di manzo (circa 700 g)
400 g di pomodori
100 g di cipolla
un grosso pizzico di origano
un mazzetto di foglioline di basilico
3 cucchiai di olio d'oliva
sale

Sbucciate i pomodori dopo averli velocemente scottati in acqua bollente e fatene una dadolata. Mondate e affettate finemente la cipolla; fatela imbiondire in una larga padella con 3 cucchiaiate d'olio e con un pizzicone d'origano. Ponete quindi le costate e la dadolata di pomodoro con un mazzetto di foglioline di basilico. Salate, e aggiungete un po' d'acqua calda, poi incoperchiate e cuocete la carne, a fuoco vivace, per 3-4 minuti. Toglietela leggermente al sangue e servitela subito, con tutto il sugo.

“Crocca” di uova

tipo: a base proteica grassa **livello energetico: ****

Calorie: 295
Glucidi: 21 g
Proteine: 10 g
Lipidi: 19 g

Tempo occorrente: 50 minuti (più lo scongelamento della pasta)

Ingredienti (per 6 persone):

6 uova
200 g di pasta sfoglia surgelata
120 g di porro
100 g di funghetti coltivati tipo “champignon”
100 g di zucchine
aceto
olio d’oliva
burro per la placca
sale

per la salsa vellutata:
250 g di brodo di pollo
20 g di burro
20 g di farina bianca
panna liquida
trito aromatico (salvia, prezzemolo, rosmarino)
parmigiano grattugiato
sale

Fate scongelare la pasta sfoglia, quindi apritela e ritagliate 6 dischi di 10 cm di diametro. Sistemateli su una placca imburrata e passateli nel forno già a 200 °C per 12-15 minuti. Portate all’ebollizione, in un pentolino, dell’acqua acidulata con un po’ d’aceto. Sgusciate un uovo in un piatto e, senza rompere il tuorlo, fatelo scivolare dolcemente nell’acqua bollente. Non appena l’albume incomincerà a rapprendersi rivoltatelo sul tuorlo con un mestolo forato in modo da ricoprirlo. Dopo pochi minuti dall’inizio dell’ebollizione togliete l’uovo in camicia e sgocciolatelo su un doppio foglio di carta da cucina. Ripetete questa operazione con le uova rimaste, cuocendole una alla volta. Mondate e lavate i funghi, eliminando ogni traccia di terriccio; tagliateli poi a lamelle. Pulite la zucchina e il porro: tagliate la prima a rondelle e il secondo a filetti. Riunite le tre verdure in una pentola con una cucchiaiata d’olio e saltatele a fuoco vivo per pochi minuti, aggiustando di sale. Schiacciate la parte centrale rigonfia dei dischi ormai cotti, in modo da ricavare in ciascuno una piccola nicchia. Ponetevi il misto di verdure e completate con un uovo in camicia per ognuno. Preparate la salsa vellutata, impastate in una casseruolina la farina con il burro poi aggiungete del brodo caldo, fatto scendere a filo. Salate e lasciate sobbollire la salsa per 5 minuti mescolandola spesso per evitare il formarsi di grumi. Toglietela dal fuoco e unite una cucchiaiata di panna e una di trito aromatico. Aggiustatela di sale e sistemate i nidi preparati su una placca. Cospargeteli con la salsa vellutata, quindi con una spolverata di parmigiano grattugiato e passateli al grill solo per una leggerissima doratura. Serviteli caldi.

Fegato aromatizzato

tipo: a base proteica magra **livello energetico: ***

Calorie: 201
Glucidi: 6,9 g
Proteine: 23,5 g
Lipidi: 9 g

Tempo occorrente:
15 minuti circa

Ingredienti:

450 g di fettine di fegato di vitello
20 g di burro
un ciuffo di prezzemolo
4 cucchiai di aceto di mele
sale

Sciogliete il burro in una larga padella, quindi rosolatevi le fettine di fegato a fuoco vivo. Spruzzate con quattro cucchiaiate di aceto e due di acqua calda. Lasciate che il sughetto si riduca, salate e servite, eventualmente cospargendo con una manciatina di prezzemolo, finemente tritato.

Galletti in casseruola

tipo: a base proteica grassa **livello energetico: ****

Calorie: 440
Glucidi: 4 g
Proteine: 37,2 g
Lipidi: 30,6 g

Tempo occorrente:
1 ora e 10 minuti circa

Ingredienti:

2 galletti (1100 g circa)
300 g di peperoni rossi e gialli
50 g di cipolla
un cucchiaio di capperi
4-5 foglie di basilico
3 cucchiai di aceto bianco
un bicchiere di vino bianco secco
4 cucchiai d'olio extravergine d'oliva
sale
pepe

Togliete il picciolo ai peperoni, privateli dei semi e delle pellicine interne, lavateli e asciugateli. Preparate poi i galletti eliminando ali, collo, zampe e fiammeggiandoli per togliere le piumette rimaste. Lavateli e asciugateli, sia esternamente sia internamente. Versate 4 cucchiai d'olio in una larga casseruola e fatevi appassire la cipolla tagliata finemente. Rosolatevi poi i galletti interi e unite i peperoni, una cucchiaiata di capperi, un pizzico di sale e uno di pepe. Rosolate ancora per pochi minuti e bagnate con un bicchiere di vino bianco. Abbassate la fiamma, incoperchiate e lasciate cuocere per circa 50 minuti, aggiungendo, durante la cottura, un paio di mestoli d'acqua calda. A fine cottura, spruzzate con 3 cucchiai d'aceto e cospargete con poche foglie di basilico tritate. Rimestate il tutto e spegnete. Servite subito in tavola.

Lombatine alla ruchetta

tipo: a base proteica magra **livello energetico: ****

Calorie: 248
Glucidi: 0,5 g
Proteine: 25 g
Lipidi: 16 g

Tempo occorrente:
20 minuti più il tempo a riposo

Ingredienti:

un pezzo di controfiletto (500 g circa)
120 g di ruchetta
2 spicchi d'aglio
un rametto di timo
1 rametto di rosmarino
5 foglie di salvia
4 cucchiai di olio d'oliva
poche gocce di salsa Worcester
sale
pepe

Passate, strofinando, un trito di salvia, rosmarino, timo e aglio sul controfiletto. Coprite e lasciate in frigo per un'ora. Scaldate l'olio in una padella e cuocetevi la carne, dorandola da tutte le parti. Salatela, pepatela e insaporitela con qualche goccia di Worcester. Mondate, lavate e tagliate a listerelle la ruchetta e disponetela su un piatto. Affettate la carne e appoggiatela sulla verdura.

Spiedini d'agnello aromatici

tipo: a base proteica magra **livello energetico: ***

Calorie: 171
Glucidi: 0,3 g
Proteine: 26,5 g
Lipidi: 7 g

Tempo occorrente: circa 30 minuti

Ingredienti (per 6 persone):

2 cosciotti d'agnello (1600 g circa)
un pizzico di harissa
2 spicchi di aglio
un tuorlo
trito aromatico (timo, maggiorana,salvia, prezzemolo)
poco olio extravergine d'oliva
sale
pepe

Disossate bene i cosciotti e tritate finemente la carne, dopo averla mondata da scarti e pellicine. Aggiungete un pizzico di harissa, una cucchiaiata di trito aromatico, due spicchi d'aglio, anch'essi tritati, un tuorlo, sale e pepe. Impastate bene e, con le mani unte d'olio, dividete il composto in dodici parti uguali a forma di palline ovali. Infilate le palline su stecchini di legno e passate gli spiedini così ottenuti sulla griglia caldissima, per 5-6 minuti, rigirandoli in modo da cuocerli bene. Serviteli decorando con verdura a piacere.

Spiedini mediterranei

tipo: a base proteica magra **livello energetico: ***

Calorie: 167
Glucidi: 4,5 g
Proteine: 21 g
Lipidi: 7 g

Tempo occorrente: 15 minuti più la marinatura

Ingredienti (per 6 persone):

200 g di polpa tenera di manzo
200 g di petto di pollo
200 g di fegato di vitello
mezzo peperone giallo
un peperone rosso
2 pomodori
un rametto di rosmarino e di timo
2 cucchiai di olio d'oliva
succo di un limone
sale
pepe

Tagliate a dadini la polpa di manzo, il pollo, il fegato, i peperoni e il pomodoro. Infilate le carni e le verdure in 6 stecconi, alternando qualità e colori. Cospargete gli spiedini con un trito fatto con le foglioline di un rametto di rosmarino e uno di timo poi aggiungete un filo d'olio. Lasciateli marinare per almeno mezz'ora, poi salate, pepate e cuoceteli sulla griglia ben calda rigirandoli più volte, per circa 15 minuti. Servite con succo di limone.

Piatti a base di proteine (pesce)

Alici aromatiche

tipo: a base proteica grassa **livello energetico: ***

Calorie: 144
Glucidi: 1 g
Proteine: 9 g
Lipidi: 11,4 g

Tempo occorrente: 10 minuti, oltre la marinatura

Ingredienti:

300 g di alici
succo di 2 limoni
30 g di pistacchi
un ciuffo di finocchietto
4 cucchiai di olio d'oliva
sale
pepe

Pulite e tagliate la testa alle acciughe, lavandole accuratamente. Apritele a libro dopo averle tagliate lungo il ventre. Sciacquatele e asciugatele bene. Fatene uno strato su un piatto fondo e spruzzatevi sopra il succo di due limoni, lasciandole così per almeno mezz'ora. Fate un trito con il finocchietto fresco e riducete a granelli anche i pistacchi, dopo averli sbollentati e privati della pellicina. Togliete i pesci dalla marinata e disponeteli a raggiera su un piatto da portata rotondo. Aggiustate di sale e pepe. Distribuite sopra il finocchietto e i pistacchi. Aggiungete un filo d'olio e servite immediatamente.

Fette di pescespada

tipo: a base proteica magra **livello energetico: ***

Calorie: 113
Glucidi: 4,2 g
Proteine: 11,2 g
Lipidi: 5,7 g

Tempo occorrente:
30 minuti circa

Ingredienti:

8 fettine di pescespada (400 g circa)
100 g di sedano
100 g di cipolla
100 g di carota
un cucchiaio di prezzemolo tritato
2 cucchiai di farina bianca
mezzo bicchiere di vino bianco secco
5 cucchiai di olio extravergine d'oliva
sale

Spuntate il sedano, mondate la cipolla e raschiate la carota. Lavate le tre verdure, sgocciolatele e tagliatele a piccoli dadini. Eliminate gli eventuali scarti dalle fettine di pesce, sciacquatele rapidamente sotto acqua corrente e asciugatele bene con carta da cucina. Passatele in due cucchiaiate di farina. Riscaldate due cucchiai d'olio in una padella, quindi ponetevi la dadolata di verdure e rosolatela a fuoco vivo; salatela e tenetela da parte. Mettete a riscaldare altri 3 cucchiai d'olio e rosolatevi le fettine di pescespada (fatele colorire da entrambi i lati). Bagnate il pesce con mezzo bicchiere di vino, fate evaporare e unite la dadolata di verdure, rigirando le fettine di pesce affinché si insaporiscano.
Servite il tutto cospargendo con una cucchiaiata di foglioline di prezzemolo finemente tritate.

Nasello in giallo

tipo: a base proteica magra **livello energetico: ***

Calorie: 118
Glucidi: 4,2 g
Proteine: 17,5 g
Lipidi: 3,5 g

Tempo occorrente:
30 minuti circa

Ingredienti (per 6 persone):

6 filetti di nasello (700 g circa)
150 g di patate lessate
4 olive nere
2 uova
un mazzetto di prezzemolo
4 cucchiai di olio extravergine d'oliva
sale
pepe

Cuocete le uova ben sode. Oliate leggermente una larga pirofila e distendetevi, in un unico strato, tutti i filetti di nasello. Ponete nello schiacciapatate la patata sbucciata e fatela cadere, a filetti, sul pesce già nella pirofila. Raffreddate le uova, sgusciatele, e fatele cadere allo stesso modo, schiacciandole attraverso un setaccio. Disponete sulla preparazione le olive nere snocciolate e tagliuzzate. Cospargete anche con le foglioline, mondate e tritate, di un mazzetto di prezzemolo. Salate, pepate, irrorate con un filino d'olio e cuocete per circa 20 minuti nel forno già caldo a 200 °C. Sfornate, decorate con verdure a piacere e servite.

Saraghi con verdure

tipo: a base proteica grassa **livello energetico: ***

Calorie: 176
Glucidi: 4,2 g
Proteine: 19,2 g
Lipidi: 9,2 g

Tempo occorrente: un'ora circa

Ingredienti:

4 saraghi (100 g l'uno circa)
150 g di pomodori
100 g di cipolla
un cespo di lattuga
un limone
un pizzico di origano
un cucchiaino di prezzemolo tritato
un cucchiaino di maizena
2 cucchiai di olio d'oliva
sale
pepe

Squamate i saraghi, eliminate le pinne, poi apriteli fino alla cavità anale. Eviscerateli e lavateli con cura, asciugateli, e poi fate una incisione a zigzag sul dorso di ciascun pesce. Salateli e pepateli sia internamente sia esternamente. Ponete 2 cucchiaiate d'olio in una pirofila che possa contenere i pesci e ponete sul fondo mezza lattuga, ben lavata, sgocciolata e tagliata a sottili listarelle, mezza cipolla, mondata e tritata, mezzo limone, lavato, pelato e tagliato a rondelle, un pomodoro, lavato, senza i semi e anch'esso a rondelle. Unite un pizzico di origano e adagiate su questo letto i saraghi. Copriteli con le stesse verdure, preparate allo stesso modo, procedendo in senso inverso (prima l'origano e per ultimo le listarelle di lattuga). Incoperchiate la pirofila e passatela nel forno già scaldato a 250 °C, cuocendo per 40 minuti. Trascorso questo tempo, togliete i pesci dalla casseruola, sgocciolateli e teneteli in caldo. Tritate le verdure con il fondo di cottura al passaverdura e raccogliete il passato in una pentolina. Scaldate e fate prendere il bollore addensando con un cucchiaino di maizena, fatta sciogliere con poca acqua fredda. Unite un cucchiaino di foglioline di prezzemolo tritate, poi mescolate. Servite i saraghi su un piatto conditi con una parte del sugo, il resto servitelo con una salsiera a parte.

Spigola al cartoccio

tipo: a base proteica magra **livello energetico: ***

Calorie: 183
Glucidi: 1 g
Proteine: 21,2 g
Lipidi: 10,4 g

Tempo occorrente:
40 minuti circa

Ingredienti (per 6 persone):

una spigola (1200 g circa)
30 g di cipolla mondata
3 spicchi di aglio
2 ciuffi di finocchietto selvatico
un piccolo pomodoro
mezzo bicchiere di vino bianco secco
4 cucchiai di olio extravergine d'oliva
sale
pepe

Eviscerate la spigola, squamatela con cura, lavatela e asciugatela con un foglio di carta da cucina. Salatela e pepatela internamente e sistematela su un foglio di alluminio. Tagliate a fette la cipolla e con essa ricoprite la spigola; cospargete con abbondante finocchietto selvatico, 3 spicchi d'aglio, sale e pepe. Guarnite con il pomodoro tagliato a fette e irrorate con mezzo bicchiere di vino e 4 cucchiai d'olio. Coprite la spigola con un secondo foglio di alluminio e formate il cartoccio unendo i bordi dei due fogli. Cuocete in forno già caldo a 200 °C per circa 30 minuti.

Triglie al cartoccio

tipo: a base proteica magra **livello energetico: ***

Calorie: 203
Glucidi: 1,7 g
Proteine: 19,2 g
Lipidi: 13 g

Tempo occorrente:
30 minuti

Ingredienti:

8 triglie (800 g circa)
200 g di finocchio
5 foglie di salvia
un rametto di rosmarino
un rametto di maggiorana
succo di mezzo limone
2 cucchiai di olio d'oliva
sale
pepe

Eviscerate le triglie, passatele sotto l'acqua corrente e asciugatele con un foglio di carta da cucina. Lavate il finocchio, affettatelo e disponetelo in un foglio d'alluminio. Allineatevi sopra le triglie, salatele, insaporitele con le erbe aromatiche e un pizzico di pepe. Spruzzate i pesci con il succo di mezzo limone e aggiungete un filino d'olio. Chiudete il cartoccio e passatelo nel forno già a 200 °C per circa 20 minuti.

Piatti a base di verdure cotte

Anelli verdi di patate

tipo: a medio contenuto di glucidi **livello energetico: ****

Calorie: 170
Glucidi: 18 g
Proteine: 3,2 g
Lipidi: 9,8 g

Tempo occorrente: 20 minuti più la lessatura delle patate

Ingredienti:

420 g di patate novelle
120 g di spinaci lessati e strizzati
40 g circa di burro
una cucchiaiata di parmigiano
poca farina bianca
noce moscata
sale

Mettete a lessare le patate in acqua fredda e leggermente salata. Sbucciatele appena cotte e passatele allo schiacciapatate. Raccoglietele in una ciotola, insaporitele con un po' di noce moscata, una cucchiaiata di parmigiano e 10 g circa di burro. Aggiustate di sale. Tritate con un coltello gli spinaci, ben strizzati. Fateli rosolare leggermente in una padella con 5 g di burro e salateli. Infarinate una spianatoia e ponetevi le patate passate formando una specie di sfoglia di circa 2 cm. Al centro disponetevi, a mo' di salame, gli spinaci. Arrotolate le patate sugli spinaci, chiudete il rotolo, infarinatelo bene. Tagliatelo a tranci, con un coltello, e scaldate in una padella antiaderente circa 15 g di burro. Quando sarà caldo fatevi rosolare per poco tempo gli anelli infarinati rigirandoli con una paletta. Serviteli caldissimi.

Armonia vegetale

tipo: a basso contenuto di glucidi **livello energetico: ***

Calorie: 97
Glucidi: 3,2 g
Proteine: 3 g
Lipidi: 8 g

Tempo occorrente:
30 minuti

Ingredienti (per 6 persone):

800 g di asparagi
250 g di fave sgranate
250 g di lattuga
25 ravanelli

per il condimento:
100 g di olio extravergine di oliva
5 cucchiai di aceto
1 cucchiaio di ribes
5 fili di erba cipollina
poche gocce di salsa Worcester
sale
pepe

Mettete una cucchiaiata di ribes a macerare in circa mezzo bicchiere d'aceto per una notte. Pulite gli asparagi togliendo la parte più dura dei gambi, lavateli, legateli a mazzetto e poneteli a lessare, in piedi, in una pentola alta con poca acqua, leggermente salata. Lessate anche le fave e poi liberatele dalla pellicina di rivestimento. Pulite bene la lattuga, sgocciolatela accuratamente e tagliatela a listarelle. Tagliate a tocchetti gli asparagi lessati lasciando intere solo le punte. In una terrina mescolate la lattuga con gli asparagi e le fave. Decorate con ravanelli tagliati a piccoli dischetti. Per il condimento, filtrate l'aceto e mettetene 5 cucchiaiate in una ciotolina; aggiustate di sale e aggiungete uno spruzzo di Worcester. Versate a filo l'olio e, usando anche una forchetta, emulsionate il miscuglio fino a ottenere una salsina. Aromatizzatela con qualche filo d'erba cipollina tritata e con un pizzico di pepe. Condite l'insalata soltanto al momento di servirla.

Bocconcini di verdura

tipo: a medio contenuto di glucidi **livello energetico: ****

Calorie: 184
Glucidi: 34 g
Proteine: 6,7 g
Lipidi: 3,3 g

Tempo occorrente:
circa un'ora

Ingredienti (per 6 persone):

500 g di carote
500 g di sedano a coste
500 g di patate
90 g di farina bianca
40 g di parmigiano grattugiato
qualche noce di burro
sale
pepe
noce moscata
farina
burro (per la spianatoia e la placca)

Lavate le patate e mettetele a lessare con la buccia in acqua fredda. Raschiate le carote, e lessatele in acqua bollente dopo averle fatte a pezzetti. Eliminate i filamenti delle coste di sedano, e fate a tocchetti anch'esse, cuocetele come le carote. Sbucciate le patate e, ancora calde, passatele allo schiacciapatate, raccogliendo il ricavato in una ciotola. Passate al tritaverdura (con il dischetto medio) prima le carote, poi il sedano, raccogliendo i rispettivi passati in altre due ciotole diverse. Fateli asciugare, separatamente, in due padelle, senza grasso. Unite alle carote un terzo della purea di patate e aggiustate di sale e pepe; aggiungete un po' di noce moscata. Per addensare il miscuglio aggiungete 30 g di farina. Versate il composto sulla spianatoia leggermente infarinata e lavoratelo con le mani, dandogli la forma di un salsiciotto. Con un coltello bene affilato tagliate a dischetti. Imburrate la placca del forno e disponete i dischetti l'uno accanto all'altro. Al sedano unite le patate restanti, la rimanente farina, un pizzico di sale, uno di pepe e una grattatina di noce moscata. Dopo aver impastato bene versate anche questo composto sulla spianatoia e procedete come per quello precedente, ricavando altri dischetti. Con un fiocchetto di burro su ciascuno e un pizzico di parmigiano grattugiato, passate i dischetti nel forno a 220 °C per circa 15 minuti.

Carciofi e fave

tipo: a basso contenuto di glucidi **livello energetico: ***

Calorie: 103
Glucidi: 3,5 g
Proteine: 3,5 g
Lipidi: 8,4 g

Tempo occorrente: circa un'ora

Ingredienti:

5 carciofi
300 g di fave fresche già sgranate
40 g di burro
30 g di cipolla mondata
2 spicchi di aglio
1/4 di bicchiere di succo di limone
1/3 di bicchiere di vino bianco secco
sale
pepe

Pulite i carciofi togliendo le foglie più esterne ed eliminandone le spine. Fate poi degli spicchi che getterete in acqua bollente per 2 minuti. Scolateli e lasciateli raffreddare. Sbollentate le fave per privarle della pellicola di rivestimento, tritate la cipolla e ponetela in una pentola con i carciofi. Unite le fave, il burro e 2 spicchi d'aglio interi, leggermente schiacciati. Portate il tutto sul fuoco e aggiungete un terzo di bicchiere di vino, mezzo d'acqua e il succo filtrato di circa un quarto di limone. Salate e pepate; incoperchiate e lasciate stufare le verdure a fuoco lento per 30 minuti, bagnandole, se si dovessero asciugare troppo, con qualche mestolino d'acqua calda. Appena pronte, servitele in piattini da porzione.

Carote al vapore

tipo: a medio contenuto di glucidi **livello energetico: ***

Calorie: 104
Glucidi: 7,5 g
Proteine: 1 g
Lipidi: 8 g

Tempo occorrente:
30 minuti

Ingredienti:

500 g di carote
50 g di olio d'oliva
un ciuffo di prezzemolo
sale

Pulite e raschiate le carote lavandole accuratamente. Ponetele in un cestello sopra una capace casseruola contenente dell'acqua portata all'ebollizione. Coprite e lasciate cuocere per almeno 30 minuti. A cottura ultimata togliete le carote, fatele raffreddare e tagliatele a rondelle cospargendole con il prezzemolo tritato. Irroratele con 4 cucchiaiate d'olio d'oliva e servite.

Carote "vichy"

tipo: a medio contenuto di glucidi **livello energetico: ***

Calorie: 91
Glucidi: 9 g
Proteine: 1,2 g
Lipidi: 5,8 g

Tempo occorrente: 30 minuti

Ingredienti (per 6 persone):

700 g di carote
40 g di burro
un cucchiaio di prezzemolo tritato
sale

Pulite le carote e tagliatele a rondelle. Mettetele in una pentola con 40 g di burro, salate e coprite le carote con acqua fredda. Incoperchiate e fate prendere il bollore. Lasciate cuocere a fuoco medio fino a quando il liquido sarà evaporato. Al termine cospargete la preparazione con una cucchiaiata di prezzemolo finemente tritato e servitela calda.

Crema di carciofi

tipo: a base amidacea **livello energetico: ***

Calorie: 144
Glucidi: 13 g
Proteine: 4,5 g
Lipidi: 8,7

Tempo occorrente: un'ora e venti minuti

Ingredienti (per 6 persone):

4 carciofi
una piccola patata (100 g circa)
100 g di cipolla
1,5 l di brodo
300 g di latte
3 cucchiai di farina bianca
succo di un limone
3 cucchiai di olio d'oliva
sale
pepe

Mondate i carciofi eliminandone le foglie dure esterne e le spine (conservate circa 10 cm di gambo). Tagliateli a metà e fatene dei minuscoli spicchi. Tagliate a rondelle i gambi e metteteli a bagno con acqua e succo di limone. Fate un trito con la cipolla e imbionditela in una pentola con 3 cucchiaiate d'olio. Unitevi la patata, sbucciata e tagliata a dadini e, poco dopo, gli spicchi e le rondelle di carciofo. Mescolate e lasciate insaporire per 6 o 7 minuti. Salate e pepate, poi distribuite sopra 3 cucchiaiate di farina senza fare grumi. Bagnate con il brodo bollente fatto scendere a filo, mescolando, e con il latte, anch'esso caldo. Fate bollire e lasciate cuocere a pentola coperta per circa un'ora. A cottura ultimata, passate finemente il composto al passaverdura e ponete nuovamente il passato nella pentola. Rimettete sul fuoco, aggiustate di sale, insaporite con un po' di pepe, poi servite la crema in ciotole individuali, accompagnandola con crostini di pane tostati nel forno.

Crema di fagioli

tipo: a base proteica magra e amidacea   livello energetico: **

Calorie: 216
Glucidi: 22,6 g
Proteine: 15,7 g
Lipidi: 7,5 g

Tempo occorrente: un'ora e mezzo circa (più il tempo di ammollo dei fagioli)

Ingredienti (per 6 persone):

250 g di fagioli cannellini secchi
200 g di gamberetti surgelati prelessati
uno spicchio d'aglio
5 foglie di salvia
5 foglie di basilico
4 cucchiai di olio extravergine d'oliva
poche gocce di salsa Worcester
sale
pepe

Lasciate a bagno i fagioli per almeno 8 ore, cambiando di tanto in tanto l'acqua di ammollo. Poneteli poi a cuocere in abbondante acqua fredda assieme a uno spicchio d'aglio, sbucciato e leggermente schiacciato, e ad alcune foglie di salvia. Cuocete per circa un'ora e 15, togliete l'aglio e la salvia e mettete i fagioli nel passaverdura. Passateli con un po' del brodo di cottura, usando il disco più fine. Il passato non dovrà apparire né troppo pastoso né troppo liquido. Insaporitelo aggiungendo un pizzico di sale e uno di pepe, alcune foglie di basilico, 4 cucchiaiate di olio extravergine d'oliva e una spruzzata di salsa Worcester. Mescolate per qualche istante e lasciate raffreddare. Servite la crema di fagioli nei piatti fondi, suddividendo fra le porzioni i gamberetti prelessati.

Grigliata di verdure

tipo: a basso contenuto di glucidi **livello energetico: ***

Calorie: 117
Glucidi: 5,3 g
Proteine: 1,2 g
Lipidi: 10,2 g

Tempo occorrente:
30 minuti circa

Ingredienti:

350 g circa di peperoni gialli e rossi
una melanzana (200 g)
una zucchina (200 g)
6 cucchiai di olio extravergine d'oliva
2 cucchiai di aceto bianco
un rametto di maggiorana
sale
pepe

Tagliate a fette sottili, per il lungo, la melanzana senza sbucciarla. Salate le fette e lasciatele "fare l'acqua" per una decina di minuti. Affettate nello stesso modo la zucchina. Mondate dal picciolo, dai semi e dalle pellicine interne i peperoni e tagliateli a falde. Sciacquate e asciugate le fette di melanzana. Pennellate tutte le verdure con poco olio extravergine d'oliva; cuocetele sulla griglia ben calda, rigirandole sui due lati. Disponete le verdure cotte su un piatto da portata, salatele, decoratele con le foglioline di maggiorana e conditele con una vinaigrette preparata emulsionando in una ciotolina 6 cucchiai di olio extravergine, due cucchiai di aceto bianco, sale e pepe.

Patate al vapore

tipo: a medio contenuto di glucidi **livello energetico: ***

Calorie: 154
Glucidi: 17 g
Proteine: 2,2 g
Lipidi: 9 g

Tempo occorrente:
30 minuti

Ingredienti:

480 g di patate
50 g di olio d'oliva
un ciuffo di prezzemolo tritato
sale

Ponete le patate in un cestello sopra una capace casseruola contenente dell'acqua portata all'ebollizione. Coprite e lasciate cuocere per almeno 30 minuti. A cottura ultimata togliete le patate, fatele raffreddare e pelatele. Tagliatele a rondelle e cospargetele di prezzemolo tritato. Irroratele con 4 cucchiaiate d'olio d'oliva e servite.

Patate e gallinacci

tipo: a medio contenuto di glucidi **livello energetico: ***

Calorie: 120
Glucidi: 12,2 g
Proteine: 2 g
Lipidi: 7,3 g

Tempo occorrente:
30 minuti circa

Ingredienti (per 6 persone):

350 g di patate lesse
300 g di funghi gallinacci
100 g di peperone giallo
50 g di porro mondato
40 g di burro
una fogliolina di salvia
sale
pepe

Pulite bene i funghi, eliminando le parti terrose e lavandoli bene, senza però lasciare che si impregnino d'acqua. Scottateli per 3 minuti in acqua bollente salata, e sgocciolateli bene. Riducete il porro a rondelle e rosolatelo in 25 g di burro. Private il peperone di eventuali semi e membrane, lavatelo, asciugatelo e riducetelo a dadini. Unite la dadolata di peperone al porro e fate rosolare per circa 5 minuti, poi aggiungete le patate, tagliate a rondelle, e i funghi, tagliati grossolanamente. Salate, pepate e insaporite con una fogliolina di salvia. Mescolate e cuocete a calore medio per circa 5 minuti. Appena prima di togliere dal fuoco, mantecate con il burro rimasto, mescolate perché si sciolga e si distribuisca bene, quindi spegnete e servite in tavola.

Patate in agrodolce

tipo: a medio contenuto di glucidi **livello energetico: ***

Calorie: 119
Glucidi: 16,8 g
Proteine: 1,2 g
Lipidi: 5,6 g

Tempo occorrente:
10 minuti circa

Ingredienti:

300 g di patate lessate
40 g di cipolla
mezzo dado da brodo
2 cucchiai di olio extravergine d'oliva
2 cucchiai di aceto di vino rosso
un cucchiaino di zucchero semolato
un cucchiaio di erba cipollina tritata
sale
un pomodorino
prezzemolo

Preparate poco brodo di dado in un pentolino. Sbucciate le patate, tagliatele a sottili rondelle e disponetele su un piatto da portata; cospargetele con un cucchiaio di erba cipollina tritata. In una casseruolina con 2 cucchiai d'olio, fate appassire la cipolla tritata finemente; unite un mestolo di brodo e allungate con 2 cucchiai d'aceto. Addolcite con un cucchiaino di zucchero, lasciate sobbollire per circa 3 minuti, salate quanto basta e versate in una piccola salsiera. Guarnite a piacere le patate con il prezzemolo e il pomodorino, servitele in tavola con la salsa a parte.

Peperoni in agrodolce

tipo: a medio contenuto di glucidi **livello energetico: ***

Calorie: 134
Glucidi: 14,4 g
Proteine: 2,2 g
Lipidi: 7,8 g

Tempo occorrente:
30 minuti circa

Ingredienti:

650 g di peperoni gialli e rossi
200 g di passata di pomodoro
30 g di uvetta
20 g di pinoli
4 cucchiai di aceto bianco
2 cucchiai di olio extravergine d'oliva
un ciuffo di prezzemolo tritato
un cucchiaino di zucchero
sale

Mettete ad ammorbidire l'uvetta in acqua tiepida. Lavate e asciugate i peperoni, passateli sulla fiamma per bruciacchiarne la pelle e asportatela con cura; liberateli anche dai semi e dal picciolo. Tagliateli a strisce di 2 cm di larghezza e disponeteli su un piatto. Preparate il condimento sgocciolando l'uvetta e mettendola a rosolare in una padellina con 2 cucchiai d'olio. Unite i pinoli all'uvetta, irrorate con 4 cucchiaiate d'aceto e versate su tutto la passata di pomodoro. Portate a bollore, aggiungete un pizzico di sale, un cucchiaino di zucchero e il prezzemolo tritato. Versate il sugo ottenuto sui peperoni e servite.

Pomodorini al forno

tipo: a medio contenuto di glucidi **livello energetico: ***

Calorie: 149
Glucidi: 22,4 g
Proteine: 3,7 g
Lipidi: 5,5 g

Tempo occorrente:
30 minuti circa

Ingredienti:

800 g circa di pomodorini rotondi
100 g di pangrattato
uno spicchio di aglio
un ciuffo di prezzemolo
un ciuffo di aneto
2 cucchiai di aceto
2 cucchiai di olio extravergine d'oliva
sale
pepe

Lavate bene i pomodori e tagliate a ciascuno una calottina sulla parte superiore. Eliminate sugo e semi, quindi con uno scavino svuotateli dalla polpa, tenendola da parte. Mettete in una ciotola il pangrattato e unitevi uno spicchio di aglio, sbucciato e finemente tritato, con un mazzetto di prezzemolo e un ciuffetto di aneto. Aggiungete la polpa tenuta da parte, tritata anch'essa finemente, e 2 cucchiai d'aceto. Salate, pepate e riempite con questo composto i pomodorini; sistemateli in una pirofila. Irrorateli con un filo d'olio e cuoceteli in forno già caldo a 200 °C per circa 20 minuti.

Torta verde

tipo: a medio contenuto di glucidi **livello energetico: ****

Calorie: 182
Glucidi: 17 g
Proteine: 8 g
Lipidi: 9,6 g

Tempo occorrente: un'ora e 20 minuti

Ingredienti (per 6 persone):

500 g di melanzane
350 g di peperone rosso
300 g di zucchine
300 g di pomodori
200 g di porro
150 g di cicorino
150 g di fagiolini
120 g di mozzarella
qualche foglia di basilico
3 fette di pancarré
4 cucchiai di olio d'oliva
sale
pepe
burro (per la teglia e il foglio d'alluminio)

Lavate e tagliate a rondelle i pomodori e le zucchine. In una padella fate rosolare queste ultime con 2 cucchiaiate d'olio, sale e pepe. Lavate e fate un trito del porro e fatelo imbiondire in 2 cucchiaiate d'olio, aggiungete poi i fagiolini e il cicorino spezzettati. Salate e pepate. Tagliate le melanzane a fette, e cuocetele sulla piastra ben calda. Imburrate una teglia e foderatene fondo e bordi con le melanzane che lascerete debordare, poi salate. Sul fondo della teglia ponete 3 fette di pancarré e via via, a strati, le fettine di pomodoro, quindi il peperone, pelato (fatelo bruciacchiare) e tagliato a fettine. Proseguite con il basilico, mezza mozzarella a fettine, il misto di porro, fagiolini e cicorino e la mozzarella restante. Salate e aggiungete le zucchine. Ripiegate verso l'interno le melanzane debordanti e coprite la teglia con un foglio d'alluminio precedentemente imburrato. Cuocete le verdure a bagnomaria nel forno a 220 °C per circa 40 minuti. A cottura ultimata capovolgete la teglia su un piatto e servite la torta di verdure tiepida.

“Trifolo” di scorzobianca

tipo: a medio contenuto di glucidi **livello energetico: ***

Calorie: 122
Glucidi: 7,5 g
Proteine: 1 g
Lipidi: 10 g

Tempo occorrente:
30 minuti

Ingredienti (per 6 persone):

450 g di scorzobianca
4 cucchiai d’olio d’oliva
2 spicchi d’aglio
un pezzetto di peperoncino
un ciuffo di prezzemolo
succo di un limone
sale

Pulite la scorzobianca e fatene dei tronchetti che cuocerete per circa 5 minuti in acqua bollente salata con un cucchiaio del succo di limone. A cottura ultimata scolateli bene. In una padella fate scaldare l’olio con 2 spicchi d’aglio, leggermente schiacciati, e con un pezzetto di peperoncino. Versatevi la scorzobianca, fatela insaporire e poi salatela. Cuocete finché la scorzobianca sarà divenuta tenera (circa 20 minuti), poi eliminate l’aglio e il peperoncino, cospargete con prezzemolo tritato e aggiungete il restante succo di limone.

Verdure al coriandolo

tipo: a basso contenuto di glucidi **livello energetico: ***

Calorie: 160
Glucidi: 1,5 g
Proteine: 1,7 g
Lipidi: 17,2 g

Tempo occorrente:
30 minuti circa

Ingredienti (per 6 persone):

400 g di carote
200 g di verza
70 g di panna
30 g di burro
2 mestolini di brodo (anche di dado)
un ciuffo di prezzemolo
qualche seme di coriandolo
sale

Spuntate e raschiate le carote e affettatele. Mondate la verza e tagliatela a strisce. Ponete le due verdure in una casseruola con il burro, mezzo cucchiaino di semi di coriandolo e un pizzichino di sale. Incoperchiate, bagnate con circa 2 mestolini di brodo e lasciate stufare a calore moderato per circa 20 minuti. Unite la panna e cuocete per circa un minuto, così da "legare" il tutto. Cospargete di prezzemolo e servite.

Verdure al curry

tipo: a medio contenuto di glucidi **livello energetico: ***

Calorie: 127
Glucidi: 15,7 g
Proteine: 3 g
Lipidi: 6,2 g

Tempo occorrente:
40 minuti

Ingredienti (per 6 persone):

350 g di carote
300 g di patate
300 g di cavolfiore
250 g di cipolle
50 g di panna liquida
poco curry
3 cucchiai d'olio d'oliva
sale

Pulite il cavolfiore e dividetelo in piccole parti. Lavate quest'ultime e fatele lessare, scolandole al dente. Mondate le carote, tagliatele a tocchetti e lessate a parte anch'esse. Pelate le patate e fatene degli spicchi, così pure le cipolle. Lessate queste 2 verdure, eventualmente insieme. Fate riscaldare in una padella 3 cucchiaiate d'olio e unitevi le 4 verdure. Rosolatele e poi insaporitele con un po' di curry e con del sale. Infine aggiungete la panna e, quando sarà leggermente addensata, spegnete e servite.

Verdure all'anice

tipo: a medio contenuto di glucidi **livello energetico: ***

Calorie: 93
Glucidi: 8 g
Proteine: 2 g
Lipidi: 6 g

Tempo occorrente:
30 minuti

Ingredienti (per 6 persone):

500 g di cipollotti freschi
350 g di peperoni rossi e gialli
200 g di fagiolini
200 g di zucchine
qualche seme d'anice
4 cucchiai d'olio d'oliva
sale
pepe

Pulite e lavate i cipollotti, i fagiolini e le zucchine e tagliateli a tocchetti. Aprite a metà i peperoni, puliteli internamente, lavateli e tagliateli a pezzi piuttosto grossi. Mettete tutte le verdure in una pentola con quattro cucchiaiate d'olio, profumatele con un pizzico di semi d'anice, salate e pepate. Cuocetele a fuoco medio e a pentola scoperta per circa 20 minuti, mescolate spesso. Toglietele al dente poi servitele, calde o tiepide.

Verdure estate

tipo: a medio contenuto di glucidi **livello energetico: ****

Calorie: 256
Glucidi: 32,5 g
Proteine: 4,8 g
Lipidi: 12,8 g

Tempo occorrente: circa un'ora

Ingredienti (per 6 persone):

600 g di patate
350 g di zucchine
300 g di melanzane
300 g di pomodori
50 g di burro
6 fette di pancarré
3 filetti di acciuga sott'olio
mezzo limone
un rametto di timo
un pizzico di origano
un ciuffo di prezzemolo
poche gocce di aceto di vino bianco
5 cucchiai di olio d'oliva
poche gocce di salsa Worcester
sale
pepe

Pulite le melanzane, lavatele e tagliatele a fette piuttosto sottili. Stendetele su un tagliere, cospargetele di sale e lasciatele così, a marinare, per almeno mezz'ora. Nel frattempo spuntate e lavate le zucchine e tagliatele a rondelle. Sbucciate e lavate le patate e tagliatele anch'esse a fettine in senso un po' obliquo. Passate le fettine di patate in acqua bollente con poche gocce d'aceto. Ungete d'olio le fette di zucchina e cuocetele sulla griglia ben calda ma su un lato solo, aggiustando di sale. Una volte cotte, mettetele da parte su un piatto. Dopo aver asciugato le fette di melanzana, ungetele leggermente d'olio e grigliate anch'esse, su entrambi i lati. Lavate i pomodori, tagliateli a fettine ed eliminatene i semi. Nel frattempo avrete tostato in forno le fette di pancarré; toglietele dal forno e, ancora calde, spalmatele col burro aggiunto di alcune foglioline di prezzemolo tritate, il succo di mezzo limone e qualche goccia di Worcester. Oliate una teglia da forno rettangolare e sul fondo, disponete le fette di pancarré. Su queste disponete le verdure preparate a strati alternati, accavallando leggermente le fette. Cospargete ogni strato con un pizzicone di sale, una macinata di pepe, origano e timo e tre filetti di acciuga ben sgocciolati e ridotti a pezzettini. Coprite il tutto con un filo d'olio, dopo aver condito anche l'ultimo strato come i precedenti. Avvolgete con un foglio d'alluminio sigillandolo bene lungo i bordi della teglia e passate nel forno già scaldato a 220 °C per circa 20 minuti. Trascorso questo tempo, togliete la preparazione dal forno. scopritela e lasciatela riposare per circa 10 minuti, poi servite immediatamente.

Verdure miste

tipo: a medio contenuto di glucidi **livello energetico: ***

Calorie: 89
Glucidi: 9 g
Proteine: 1,7 g
Lipidi: 5 g

Tempo occorrente: un'ora e 15 minuti

Ingredienti (per 6 persone):

180 g di carotine surgelate
180 g di patate
180 g di fagiolini surgelati
180 g di fagioli bianchi di Spagna in scatola
50 g di burro
un ciuffo di prezzemolo
qualche filo di erba cipollina
sale

Fate lessare in una pentola d'acqua bollente le carotine e i fagiolini, separatamente. Scolate e sgocciolate le due verdure. Aprite la scatola dei fagioli, sciacquateli e sgocciolateli. Fate sciogliere il burro in una padella e fatevi saltare le verdure preparate più le patate lessate e tagliate a dadini. Fate un trito con il prezzemolo e l'erba cipollina. Salate le verdure, cospargetele con il trito di erbe aromatiche, disponetele in un piatto da portata adeguato poi servitele calde o tiepide.

Piatti a base di verdure crude

Insalata al cetriolo

tipo: a basso contenuto di glucidi **livello energetico: ***

Calorie: 113
Glucidi: 2,9 g
Proteine: 0,7 g
Lipidi: 11 g

Tempo occorrente:
30 minuti circa

Ingredienti (per 6 persone):

100 g di lattughino
150 g di insalata riccia
100 g di rucola
80 g di peperone giallo mondato
80 g di cetriolo
30 g di cipollotto
100 g di pomodoro (maturo ma sodo)
50 g di olive verdi snocciolate
50 g di olio extravergine d'oliva
2 cucchiai di aceto bianco
un filetto d'acciuga sott'olio
qualche foglia di basilico
sale

Mondate la rucola, l'insalata riccia e il lattughino. Lavatele e scolatele bene, tagliatele grossolanamente e ponetele in una insalatiera. Tagliate a listerelle il peperone e affettate il cipollotto. Uniteli alle insalate, insieme con il cetriolo, pelato e tagliato a rondelle sottili. Quindi preparate il condimento: private dei semi il pomodoro, frullatelo alla massima velocità con l'olio extravergine d'oliva, 2 cucchiai di aceto, 3 d'acqua fredda, le olive, un ciuffetto di basilico, un pizzico di sale e un filetto d'acciuga sgocciolato. Ottenuta una salsina omogenea, versatela in una ciotolina e portatela in tavola con l'insalata.

Insalata bicolore

tipo: a medio contenuto di glucidi **livello energetico: ***

Calorie: 144
Glucidi: 10,6 g
Proteine: 2,5 g
Lipidi: 10,4 g

Tempo occorrente:
30 minuti circa

Ingredienti (per 6 persone):

300 g di fagiolini
300 g di patate
100 g di piselli sgranati
70 g di rucola
60 g di olio extravergine d'oliva
30 g di aceto bianco
un cucchiaino di senape
qualche goccia di salsa Worcester
sale
pepe

Tagliate a dadini le patate, dopo averle lavate e sbucciate. Lessatele in acqua con qualche goccia d'aceto. Scolatele bene e lasciatele raffreddare stendendole su un canovaccio. A parte lessate i piselli e, sempre separatamente, i fagiolini, spuntati, sciacquati e tagliati a pezzetti di circa 3 cm. Scolate gli uni e gli altri e stendeteli a raffreddare. Lavate la rucola, sgocciolatela, e tagliatela grossolanamente. Mescolate tutte le verdure in una insalatiera.
Preparate una salsina mettendo in una ciotolina un cucchiaino di senape, un pizzico di sale e uno di pepe. Stemperate con l'aceto, aggiungete l'olio extravergine d'oliva, poco per volta e sempre mescolando sino a ottenere una perfetta emulsione. Aromatizzate con una spruzzata di salsa Worcester. Condite l'insalata e portate in tavola.

Insalata colorata

tipo: a basso contenuto di glucidi **livello energetico: ***

Calorie: 128
Glucidi: 1,3 g
Proteine: 0,7 g
Lipidi: 13,3 g

Tempo occorrente:
30 minuti circa

Ingredienti (per 6 persone):

3 cuori di finocchio
150 g di lattughino
succo di 2 limoni
12 olive verdi piccanti
un filetto di acciuga
3 grossi capperi salati
un cucchiaio di aceto rosso
qualche goccia di salsa Worcester
8 cucchiai di olio extravergine d'oliva
sale
pepe in grani

Mondate il lattughino privandolo dell'eventuale radichetta, lavatelo e sgocciolatelo accuratamente; disponetelo quindi con cura su un largo piatto da portata. Tagliate i cuori di finocchio a fettine sottilissime e disponetele sull'insalata. Pelate a vivo i limoni e sistemate gli spicchietti tra il verde preparato. Distribuite infine le olive verdi piccanti. Preparate ora il condimento: nel vaso del frullatore raccogliete un cucchiaio d'aceto, uno di succo di limone, 8 d'olio e uno spruzzo di Worcester. Aggiungete anche mezzo filetto d'acciuga diliscato, 3 grossi capperi precedentemente sciacquati, un pizzico di sale e una macinatina di pepe. Frullate alla massima velocità fino a ottenere una salsina perfettamente emulsionata che verserete in una ciotolina. Portatela in tavola con l'insalata che condirete e servirete solo in presenza dei commensali.

Insalata con acetosa

tipo: a basso contenuto di glucidi **livello energetico: ***

Calorie: 101
Glucidi: 1,8 g
Proteine: 0,8 g
Lipidi: 10 g

Tempo occorrente:
20 minuti

Ingredienti (per 6 persone):

250 g di valerianella
5 foglie di acetosa
2 cipollotti
150 g di pomodori
6 cucchiai di olio extravergine d'oliva
2 cucchiai di aceto aromatico
sale

Ponete in una ciotola la valerianella con le foglie di acetosa, lavate, sgocciolate e tagliate a fettine. Unitevi due cipollotti, tagliati ad anelli, e i pomodori affettati. Condite con 6 cucchiai di olio d'oliva extravergine, sale e aceto aromatico.

Insalata con salsa “ravigote”

tipo: a basso contenuto di glucidi **livello energetico: ***

Calorie: 109
Glucidi: 4 g
Proteine: 1 g
Lipidi: 10 g

Tempo occorrente: 20 minuti

Ingredienti (per 6 persone):

250 g di carote
200 g di scarola
150 g di sedano
30 g di cipolla
un cucchiaio di capperi
un ciuffetto di prezzemolo tritato
8 cucchiai di olio d’oliva
2 cucchiai di aceto
sale
pepe

Pulite e lavate le carote, tagliatele poi obliquamente ricavando prima delle rondelle e, da queste, dei bastoncini a fiammifero. Fate la medesima operazione anche con le coste di sedano e tagliate a sottili listerelle la scarola. Mescolate in un insalatiera le tre verdure e preparate la salsa “ravigote”. Versate in una ciotolina 2 cucchiaiate d’aceto, un pizzico di sale e un po’ di pepe. Aggiungete 8 cucchiaiate d’olio ed emulsionate bene aiutandovi con una forchetta. Aggiungete la cipolla tritata finissima, insieme con una cucchiaiata di capperi e un ciuffetto tritato di prezzemolo. Mescolate fino a ottenere una salsina non troppo liquida. Condite l’insalata con la salsa “ravigote” al momento di servirla in tavola.

Insalata con soia

tipo: a basso contenuto di glucidi **livello energetico: ***

Calorie: 127
Glucidi: 4 g
Proteine: 0,4 g
Lipidi: 12 g

Tempo occorrente: 25 minuti

Ingredienti:

150 g di lattuga
100 g di germogli di soia
50 chicchi di mais in scatola
50 g di olio d'oliva
2 cucchiai di succo di limone
mezzo cucchiaio d'aceto
sale
pepe

Mondate e lavate bene la lattuga, tagliando a striscioline le foglie più grandi. Pulite, lavate e sgocciolate anche i germogli di soia; fate la stessa cosa con il mais in scatola. In un piatto da portata fate uno strato con la lattuga. Appoggiatevi sopra, a cupoletta, i germogli di soia mescolati con i chicchi di mais. A parte preparate il condimento emulsionando in una ciotola l'olio d'oliva con 2 cucchiaiate di succo di limone filtrato e l'aceto. Insaporite infine con un pizzico di sale e uno di pepe.

Insalata delicata

tipo: a basso contenuto di glucidi **livello energetico: ***

Calorie: 110
Glucidi: 4,2 g
Proteine: 0,7 g
Lipidi: 10 g

Tempo occorrente:
20 minuti

Ingredienti (per 6 persone):

4 cespi di indivia belga
2 pompelmi rosa
un cespo di radicchio rosso

Per il condimento:
60 g di olio extravergine d'oliva
4 cetriolini sott'aceto
mezzo cucchiaio di capperi
qualche filo di erba cipollina
sale
pepe

Pelate i pompelmi, togliendo anche la pellicina dagli spicchi, avendo cura di non romperli. Recuperate comunque il succo che perderete durante questa operazione. Mondate e lavate l'indivia e il radicchio, dopo averne eliminati i torsoli. Con le foglie di radicchio fate una montagnola su un piatto da portata e disponetevi intorno, a raggiera, le foglie di indivia belga. Sopra ponete gli spicchi di pompelmo. Servite l'insalata con il condimento a parte, che preparerete mettendo nel vaso del frullatore l'olio extravergine d'oliva, il succo di pompelmo raccolto, 4 cetriolini sott'aceto sminuzzati, mezzo cucchiaio di capperi lavati sotto acqua corrente e ben strizzati, qualche filo di erba cipollina, sale e pepe; azionate il frullatore per 30 secondi fino a ottenere una salsina omogenea ed emulsionata.

Insalata di campagna

tipo: a basso contenuto di glucidi **livello energetico: ***

Calorie: 163
Glucidi: 4,8 g
Proteine: 1,7 g
Lipidi: 15,3 g

Tempo occorrente:
circa 30 minuti

Ingredienti:

350 g di pomodori
150 g di lattughino
120 g di cetrioli
80 g di radicchio verde
80 g di rucola
un cipollotto fresco
un tuorlo d'uovo sodo
succo di mezzo limone
8 cucchiai di olio extravergine d'oliva
sale
pepe

Mondate con cura radicchio, lattughino e rucola; lavateli e asciugateli, quindi tritateli grossolanamente e mischiateli in un piatto. Unite i cetrioli pelati e tagliati a rondelle. Affettate anche il cipollotto e distribuitelo sulle altre verdure. Scegliete dei pomodori maturi, ma sodi; lavateli, asciugateli, tagliateli a spicchi e sistemate gli spicchi sul piatto, contornando le altre verdure. Preparate il condimento frullando insieme il tuorlo, 8 cucchiai di olio extravergine d'oliva, il succo di mezzo limone, un pizzico di sale e uno di pepe. Si dovrà ottenere una salsa ben emulsionata da usare per condire le verdure solo al momento di servirle in tavola.

Insalata di fagiolini

tipo: a basso contenuto di glucidi **livello energetico: ***

Calorie: 108
Glucidi: 3 g
Proteine: 4.2 g
Lipidi: 9 g

Tempo occorrente:
10 minuti circa

Ingredienti:

320 g di fagiolini lessati
40 g di mais in scatola
40 g di tonno all'olio d'oliva
un pomodoro
3 cucchiai di olio extravergine d'oliva
un cucchiaio di aceto di vino bianco
sale
pepe

Disponete i fagiolini lessati in un piatto da portata e spargetevi sopra il mais, ben sgocciolato. Lavate i pomodori e sbucciateli, privandoli dei semi. Fatene una minuscola dadolata e quindi mescolateli alle altre verdure. Sbriciolate il tonno e distribuitene i pezzetti su quanto preparato. Condite con aceto, olio, sale e pepe poi servite.

Insalatina alla ruchetta

tipo: a basso contenuto di glucidi **livello energetico: ***

Calorie: 148
Glucidi: 1,6 g
Proteine: 1,2 g
Lipidi: 15,2 g

Tempo occorrente: 20 minuti

Ingredienti:

200 g di lattuga
150 g di ruchetta

per il condimento:
6 cucchiai di olio d'oliva
2 cucchiai di aceto aromatico
un pizzico di estragone
mezzo cucchiaino di senape
sale
pepe
un pizzico di cannella

Mondate, lavate e sgocciolate la lattuga e la ruchetta. Disponete le due verdure su un piatto da portata e, a parte, preparate il condimento. Versate in una ciotola 6 cucchiai di olio d'oliva e aggiungetevi, a goccia a goccia, 2 cucchiai di aceto aromatico e l'estragone. Unite anche mezzo cucchiaino di senape, salate e aggiungete una macinata di pepe fresco e un pizzico di cannella; portate tutto in tavola e fate in modo che i commensali condiscano autonomamente l'insalata.

Misto di primavera

tipo: a basso contenuto di glucidi **livello energetico: ***

Calorie: 92
Glucidi: 2,9 g
Proteine: 1,5 g
Lipidi: 8,3 g

Tempo occorrente:
30 minuti circa

Ingredienti (per 6 persone):

600 g di catalogna a puntarelle
60 g di zucchine
50 g di cicorino da taglio
10 g di senape
un ciuffetto di aneto
2 cucchiai di aceto bianco
5 cucchiai di olio extravergine d'oliva
sale
pepe

Staccate dal cespo le puntarelle, lavatele, sgocciolatele e tagliuzzatele grossolanamente. Mondate, risciacquate e asciugate anche le zucchine (scelte piccole e tenere) e l'insalatina. Sistemate le verdure su un piatto adeguato. Preparate il condimento stemperando in una ciotolina la senape e un pizzico di sale, con 2 cucchiaiate di aceto. Aggiungete 5 cucchiai di olio extravergine d'oliva e lavorate bene gli ingredienti, con una forchetta, fino a ottenere una salsina perfettamente emulsionata. Aromatizzate la salsa con un pizzico di pepe e con qualche ciuffetto di aneto fresco, finemente tritato. Condite le verdure e servite in tavola.

Songino colorato

tipo: a basso contenuto di glucidi **livello energetico: ***

Calorie: 159
Glucidi: 4,2 g
Proteine: 1,2 g
Lipidi: 15,3 g

Tempo occorrente:
35 minuti

Ingredienti:

250 g di songino
200 g di peperone rosso e giallo
100 g di pomodoro
succo di mezzo limone
mezzo scalogno
60 g di olio d'oliva
un cucchiaino di aceto balsamico
sale
pepe

Mondate, lavate e asciugate il songino e ponetelo in un'insalatiera con il peperone rosso e il peperone giallo, lavati e tagliati a listerelle. Prendete un pomodoro, privatelo dei semi e tagliatelo a spicchietti. Unitelo all'insalata e mescolate bene. Condite l'insalata con una salsina preparata frullando insieme il succo filtrato di mezzo limone, mezzo scalogno scottato nell'acqua bollente, un cucchiaino di aceto balsamico e l'olio d'oliva. Salate e insaporite con un pizzico di pepe.

Valerianella saporita

tipo: a basso contenuto di glucidi **livello energetico: ***

Calorie: 161
Glucidi: 3,5 g
Proteine: 1,7 g
Lipidi: 15,6 g

Tempo occorrente:
circa 30 minuti

Ingredienti:

200 g di valerianella (songino)
180 g di fagiolini lessati
100 g di olive nere
mezzo scalogno
uno spicchio d'aglio
qualche goccia di salsa Worcester
3 cucchiai di aceto
8 cucchiai di olio extravergine d'oliva
sale
pepe nero in grani

Pulite bene la valerianella, togliendo la radichetta e lavandola in acqua corrente. Sgocciolatela e versatela in un piatto assieme alle olive e ai fagiolini.
Per preparare il condimento, tritate mezzo scalogno in una ciotolina, aggiungetevi uno spicchio di aglio spremuto, 8 cucchiai d'olio extravergine e 3 di aceto nel quale avrete sciolto un pizzico di sale. Spruzzate con salsa Worcester e spolverizzate con una macinata di pepe. Mescolate bene gli ingredienti con una forchetta, sino a che l'emulsione sarà omogenea. Condite la valerianella con la salsina ottenuta e servite in tavola.

Variegata al pompelmo

tipo: a basso contenuto di glucidi **livello energetico: ***

Calorie: 73
Glucidi: 4 g
Proteine: 1 g
Lipidi: 6 g

Tempo occorrente:
30 minuti circa

Ingredienti (per 6 persone):

150 g di lattuga
200 g di radicchio rosso di Chioggia
3 cespi di indivia belga
2 pompelmi rosa
un limone
un ciuffo di prezzemolo
qualche goccia di salsa Worcester
4 cucchiai di olio extravergine d'oliva
sale
pepe

Mondate accuratamente il radicchio rosso; lavatene le foglie, sgocciolatele e tagliatele a listerelle. Fate lo stesso con la lattuga, riducendo anch'essa a striscioline che mescolerete in un'insalatiera con quelle di radicchio. Spuntate alla base i cespi di indivia belga. Tagliatene due a strisce e unitele alle altre insalate. Pelate a vivo i pompelmi, raccogliendo in una ciotolina il succo che ne esce durante l'operazione. Dividetene uno a spicchi e tagliate l'altro a rondelle. Unite le rondelle alle insalate e mescolate bene. Usate gli spicchi di pompelmo e le foglie di indivia rimaste per decorare la superficie. Nella ciotolina con il succo di pompelmo, aggiungete il succo di mezzo limone filtrato, 4 cucchiai d'olio extravergine d'oliva, un pizzico di sale e di pepe e una spruzzata di Worcester. Emulsionate mescolando con cura. Cospargete l'insalata con una cucchiaiata di prezzemolo tritato e servite in tavola, condendo con la salsina preparata.

Verdure in "citronette"

tipo: a basso contenuto di glucidi **livello energetico: ***

Calorie: 103
Glucidi: 1,6 g
Proteine: 1,5 g
Lipidi: 10 g

Tempo occorrente:
30 minuti circa

Ingredienti (per 6 persone):

2 finocchi (400 g circa)
200 g di valerianella (songino)
200 g di fagiolini
un tubetto di pasta d'acciughe
qualche foglia di basilico
3 cucchiai di succo di limone
6 cucchiai di olio extravergine d'oliva
sale
pepe

Fate lessare i fagiolini (dopo averli spuntati) in abbondante acqua calda salata al bollore. Intanto pulite i finocchi e tagliateli a fettine sottili. Private il songino della parte radicale, risciacquatelo bene per eliminare ogni residuo di terra, sgocciolatelo e unitelo ai finocchi. Scolate i fagiolini al dente, tritateli grossolanamente e riuniteli alle altre verdure in una insalatiera. Per preparare la citronette mescolate 6 cucchiai d'olio extravergine d'oliva con tre di succo di limone filtrato, 2 cm di pasta d'acciughe, qualche fogliolina di basilico tritata, un pizzico di sale e uno di pepe. Lavorate gli ingredienti in una terrina fino ad avere una salsina ben emulsionata, con la quale condirete le verdure al momento di servirle.

Dolci e spuntini

Budino esotico

tipo: ad alto contenuto di zuccheri semplici **livello energetico: ***

Calorie: 181
Glucidi: 42 g
Proteine: 4,7 g
Lipidi: 0,4 g

Tempo occorrente: 15 minuti più il raffreddamento

Ingredienti:

una confezione di preparato per budino alla vaniglia
500 g di latte
100 g di polpa di mango
50 g di zucchero semolato
frutta esotica fresca

Seguite le istruzioni sulla confezione e preparate il budino alla vaniglia. Passate la polpa di mango al tritatutto elettrico e versatelo in una pentolina, aggiungete lo zucchero e diluite con mezzo bicchiere di acqua fredda. Scaldate sul fuoco la polpa per circa 10 minuti, fino a quando si sarà trasformata in una densa salsetta. Dividete il budino ormai pronto in quattro coppette e ponetele a raffreddare in frigo per circa 30 minuti. Decorate a piacere le coppette con fettine di frutta esotica fresca. Raccogliete la salsina al mango in una o più ciotoline e servitela assieme ai budinetti già freddi.

Ciliege in coppa

tipo: ad alto contenuto di zuccheri semplici **livello energetico: ***

Calorie: 118
Glucidi: 26 g
Proteine: 0,5 g
Lipidi: 1,5 g

Tempo occorrente:
30 minuti circa

Ingredienti:

450 g di ciliege (duroni)
un lime
4 cucchiai di zucchero di canna
panna montata per guarnire
un terzo di bicchiere di rum
un chiodo di garofano

Lavate le ciliege e privatele del picciolo. In una casseruola versate lo zucchero di canna, il rum, mezzo lime (ben lavato) tagliato a piccoli spicchi e un chiodo di garofano schiacciato; unite le ciliege e fate cuocere a fuoco medio per un quarto d'ora. Spegnete e lasciate raffreddare; versate le ciliege in quattro coppette, insieme col sugo di cottura, guarnite con panna montata, rondelle di lime e servite.

Dolcezze di frutta allo yogurt

tipo: ad alto contenuto di zuccheri semplici **livello energetico: ***

Calorie: 90
Glucidi: 17 g
Proteine: 2,7 g
Lipidi: 1,57 g

Tempo occorrente:
circa 15 minuti

Ingredienti:

2 kiwi
2 pesche
200 g di lamponi

Per la salsa:
125 g di yogurt
un cucchiaio di zucchero
succo di mezza arancia

Dopo aver sbucciato e snocciolato le pesche, tagliatele a dadi. Fate la stessa cosa con i kiwi cercando di ricavare dei pezzi delle stesse dimensioni. Lavate e sgocciolate i lamponi. Infilate la frutta in 12 stecconi da spiedino alternando i pezzi di frutta. Fate sciogliere lo zucchero nel succo d'arancia e unite lo yogurt mescolando. Servite gli spiedini accompagnati dalla salsa a parte in modo che ogni commensale si possa servire a piacere.

Francesino vegetale

tipo: a base amidacea e proteica magra livello energetico: **

Calorie: 352
Glucidi: 46,6 g
Proteine: 20,4 g
Lipidi: 9,5 g

Tempo occorrente: 15 minuti

Ingredienti (per 1 persona):

un panino tipo "francesino"
25 g di prosciutto crudo a fettine
un uovo
2 foglie di lattuga
un cucchiaino di maionese
paprica dolce

Fate rassodare l'uovo. Intanto lavate e sgocciolate accuratamente le foglie di lattuga, scelte tra le più belle di un cespo. Aprite a metà, per il lungo, il francesino e spalmatevi sopra la maionese. Successivamente farcitelo con le foglie di lattuga, le fettine di prosciutto e l'uovo, tagliato a rondelle. Cospargetelo con paprica e chiudetelo.

Macedonia d'estate

tipo: ad alto contenuto di zuccheri semplici **livello energetico: ***

Calorie: 112
Glucidi: 28,2 g
Proteine: 1 g
Lipidi: 0,2 g

Tempo occorrente:
40 minuti circa

Ingredienti (per 8 persone):

mezza anguria (1200 g circa)
500 g di susine
450 g di pesche noci
400 g di albicocche
70 g di zucchero di canna
un'arancia
un limone

Usando l'apposito attrezzino, ricavate alcune palline dalla polpa dell'anguria. Mettete da parte le palline in una ciotola e svuotate completamente l'anguria aiutandovi con un cucchiaio. Tagliate a dadini la polpa estratta. Lavate, asciugate, snocciolate l'altra frutta, tagliatela a piccoli spicchi e mescolatela assieme alle palline e ai dadini d'anguria. Spremete un limone e filtratene il succo. Spolverizzate la macedonia con lo zucchero e irroratela con il succo di limone. Unite anche la buccia grattugiata di un'arancia. Ponete a raffreddare in frigorifero sia la ciotola con la macedonia sia la mezza anguria svuotata, nella quale verserete la macedonia al momento di servire in tavola.

Merendina d'ananas

tipo: ad alto contenuto di zuccheri semplici **livello energetico: ***

Calorie: 122
Glucidi: 19,7 g
Proteine: 1,7 g
Lipidi: 4,5 g

Tempo occorrente: 30 minuti

Ingredienti (per 6 persone):

6 fette di ananas fresco, senza torsolo
6 crespelle
2 lime
3 cucchiai di zucchero
30 g di burro
6 palline di gelato alla vaniglia
40 g di zenzero
un bicchierino di Maraschino
succo di mezza arancia

Togliete la buccia verde dai lime, lavatela e tagliatela a filetti sottili. Spremete i lime e conservate il succo filtrato. Fate rosolare in una larga padella il burro insieme con 3 cucchiai di zucchero e, una volta imbiondito, aggiungete le fette di ananas, i filetti di lime e lo zenzero tagliato a rondelline. Lasciate caramellare bene, irrorate la preparazione con un bicchierino di Maraschino e alzate la fiamma inclinando la padella verso il fuoco. Appena l'alcol sarà evaporato, unite il succo dei lime e quello di mezza arancia. Lasciate riposare per un minuto, poi sgocciolate le fette di ananas e disponetele nei piattini da porzione. Passate nel sugo le crespelle per farle insaporire, quindi piegatele a triangolo e sistematele accanto all'ananas. Completate con una pallina di gelato in ciascun piattino, aggiungendo un po' di sughetto dolce. Servite subito.

Panino saporito

tipo: a base amidacea e proteica magra   livello energetico: **

Calorie: 403	*Ingredienti (per 1 persona):*
Glucidi: 46 g	
Proteine: 27 g	*un panino tipo "francesino"*
Lipidi: 12,6 g	*una fetta di vitello arrosto*
	1-2 foglie di lattuga
Tempo occorrente:	*un filetto d'acciuga sott'olio*
15 minuti	*un cucchiaio di salsa tonnata*

Lavate e sgocciolate le foglie di lattuga. Aprite a metà il panino e spalmatelo con la salsa tonnata poi imbottitelo con le foglie di lattuga, la fetta d'arrosto e il filetto d'acciuga, sgocciolati dall'olio.

Rotolo alla frutta

tipo: ad alto contenuto di zuccheri semplici livello energetico: **

Calorie: 206
Glucidi: 29,6 g
Proteine: 4,5 g
Lipidi: 8,5 g

Tempo occorrente: 40 minuti più il riposo in frigorifero

Ingredienti (per 8 persone):

100 g di farina bianca
100 g + una cucchiaiata di zucchero semolato
3 uova
180 g di fragoline
130 g di panna da montare
100 g di banana
100 g di kiwi
succo di mezzo limone
un terzo di bicchiere di Grand Marnier
vanillina in polvere
sale
burro e farina per la carta speciale

Sbucciate la banana e il kiwi, tagliateli a dadini e raccoglieteli in una ciotola. Aggiungete le fragoline mondate. Versate sulla frutta un terzo di bicchiere di Grand Marnier, il succo di mezzo limone e una cucchiaiata di zucchero. Coprite il tutto e mettete nel frigo a marinare per circa 30 minuti. Intanto preparate la pasta. Montate bene le uova con lo zucchero e un pizzichino di sale, incorporate la farina e una bustina di vanillina, utilizzando un setaccio e mescolando delicatamente con un cucchiaio di legno. Rivestite una placca rettangolare con un foglio di carta speciale da cucina, imburratelo e infarinatelo abbondantemente, quindi versatevi il composto preparato. Cuocete in forno già riscaldato a 190 °C per circa 15 minuti, quindi sfornate e lasciate raffreddare la pasta. Sgocciolate la frutta dalla marinata che diluirete con mezzo bicchiere d'acqua. Eliminate dalla pasta i bordi rinsecchiti, poi disponetela su un foglio di alluminio e inzuppatela con la marinata. Montate la panna e spalmatela sul rettangolo. Cospargete con la frutta, arrotolate, chiudendo il rotolo nell'alluminio, e ponete a raffreddare in frigo per almeno 3 ore prima di servire.

Sorbetto all'arancia

tipo: ad alto contenuto di zuccheri semplici **livello energetico: ***

Calorie: 203
Glucidi: 54 g
Proteine: 0 g
Lipidi: 0 g

Tempo occorrente: 30 minuti più il raffreddamento

Ingredienti:

succo di 3-4 arance
230 g di zucchero semolato
125 g di pistacchi sbollentati e pelati
un albume
buccia d'arancia grattugiata
sale
biscottini per decorare

Filtrate il succo d'arancia e raccoglietelo in una ciotola. Aggiungetegli la scorza grattugiata e lo zucchero e ponete il tutto in frigorifero per circa 2 ore, mescolandolo spesso in modo che tutto lo zucchero si sciolga. Ponete il composto nella gelatiera e avviatela, secondo le istruzioni. Intanto montate a neve ben soda un albume con un pizzico di sale, quindi incorporatevi delicatamente 2 cucchiai di zucchero. Quando il succo d'arancia incomincerà a solidificarsi, aggiungete metà dell'albume a neve preparato e riavviate nuovamente la gelatiera, completando il ciclo di lavorazione. Ponete nel freezer il sorbetto, che, grazie all'albume incorporato, rimarrà morbido. Riempite successivamente delle coppette con il sorbetto, cospargendole con i pistacchi tritati. Completatele con biscottini a piacere.

Torta agli agrumi

tipo: ad alto contenuto di zuccheri semplici   livello energetico: **

Calorie: 453
Glucidi: 68 g
Proteine: 8,2 g
Lipidi: 18,5 g

Tempo occorrente: 45 minuti più lo scongelamento della pasta

Ingredienti (per 6-8 persone):

400 g di pasta frolla surgelata
200 g di gelatina di frutta
2 arance
un pompelmo
un uovo
burro e farina per la spianatoia e lo stampo

per la crema pasticcera:
300 g di latte
100 g di zucchero semolato
50 g di farina bianca
3 tuorli

Lasciate scongelare la pasta frolla e stendetela sulla spianatoia infarinata facendo uno strato di circa 3 mm. Imburrate e infarinate uno stampo per crostate del diametro di 25 cm, quindi ponetevi la pasta frolla. Coprite la crostata con carta da forno e fagioli secchi, dopo averla bucherellata con una forchetta. Pennellate i bordi della crostata con l'uovo battuto. Mettete in forno a 180 °C per 25 minuti. La crema pasticcera si prepara mescolando i tuorli con lo zucchero, la farina e il latte caldo versato pian piano. Cuocete la crema a fuoco vivo per non più di 5 minuti, mescolando sempre. A cottura ultimata togliete la crostata dal forno e toglietela dalla carta e dai fagioli, quindi lasciatela intiepidire. Riempitela con la crema. Tagliate le arance e il pompelmo e decorate la superficie della crostata. Mettete la gelatina in una casseruola con poca acqua, fatela sciogliere e pennellate la superficie della frutta.

Parte quarta

Dizionarietto delle combinazioni alimentari

Agnello magro *associazioni corrette:*

albicocche; ciliege; fragole; kiwi; mele; nespole; pere; pesche; prugne; banane; cachi; datteri; fichi; papaya; uva; fichi secchi; prugne secche; uva sultanina; agnello magro; bovino magro; bresaola; capretto; cavallo; coniglio magro; fegato; maiale magro; pollo; prosciutto crudo magro; vitello; aragosta; arselle; branzino; cefalo; cernia; cozza; dentice; gambero; nasello; murena; orata; palombo; pescespada; polpo; rana pescatrice; sarago; seppia; sogliola; spigola; trota; vongola; caciottina fresca; camembert; certosino; edam fresco; mozzarella; provola affumicata; ricotta magra; albume; broccolo a testa; carciofi; cavolo cappuccio; cavolfiore; cetrioli; finocchi; melanzane; radicchio; ravanelli; sedano; zucchine

---

associazioni scorrette:

grano; mais; orzo; riso; biscotti; brioche; corn flakes; crackers; farina; fette biscottate; fiocchi d'avena; panettone; pasta di semola; pizza; ciambelle; crostate; castagne; patate; ceci; fagioli; fave; lenticchie; piselli; latte; sale

Albicocche *associazioni corrette:*

ananas; arance; limoni; mandaranci; mandarini; pompelmi; ciliege; fragole; kiwi; mele; nespole; pere; pesche; prugne; banane; cachi; datteri; fichi; papaya; uva; fichi secchi; prugne secche; uva sultanina; miele; agnello magro; bovino magro; bresaola; capretto; cavallo; coniglio magro; fegato; maiale magro; pollo; prosciutto crudo magro; vitello; aragosta; arselle; branzino; cefalo; cernia; cozza; dentice; gambero; nasello; murena; orata; palombo; pescespada; polpo; rana pescatrice; sarago; seppia; sogliola; spigola; trota; vongola; caciottina fresca; camembert; certosino; edam fresco; mozzarella; provola affumicata; ricotta magra; albume

---

associazioni scorrette:

dolciumi; zucchero; grano; mais; orzo; riso; biscotti; brioche; corn flakes; crackers; farina; fette biscottate; fiocchi d'avena; panettone; pasta di semola; pizza; ciambelle; crostate; castagne; patate; ceci; fagioli; fave; lenticchie; piselli; agnello grasso; anatra; bovino grasso; cappone; cervella; coniglio grasso; coppa; cotechino; maiale grasso; mortadella; prosciutto cotto; prosciutto crudo; salame; salsiccia; würstel; zampone; anguilla; aringa (affumicata e salata); salmone fresco; sardine all'olio; sgombri all'olio; tonno; asiago; caciocavallo; emmental; fontina; gorgonzola; grana; groviera; mascarpone; montasio; pecorino; provolone; ricotta romana; robiola; stracchino; taleggio; arachidi tostate; mandorle secche; nocciole; noci secche; uova; latte; burro; margarina; olio di oliva; olio di semi; maionese; olive; pancetta di maiale; panna; patate fritte; asparagi; barbabietole; carote; cavoli; cicoria; cipolle; peperoni; porri; spinaci; verza; sale

Anatra

associazioni corrette:
broccolo a testa; carciofi; cavolo cappuccio; cavolfiore; cetrioli; finocchi; melanzane; radicchio; ravanelli; sedano; zucchine; asparagi; barbabietole; carote; cavoli; cicoria; cipolle; peperoni; porri; spinaci; verza

associazioni scorrette:
ananas; arance; limoni; mandaranci; mandarini; pompelmi; albicocche; ciliege; fragole; kiwi; mele; nespole; pere; pesche; prugne; banane; cachi; datteri; fichi; papaya; uva; fichi secchi; prugne secche; uva sultanina; anguria; cocomero; melone; miele; dolciumi; zucchero; latte; sale

Anguilla

associazioni corrette:
broccolo a testa; carciofi; cavolo cappuccio; cavolfiore; cetrioli; finocchi; melanzane; radicchio; ravanelli; sedano; zucchine; asparagi; barbabietole; carote; cavoli; cicoria; cipolle; peperoni; porri; spinaci; verza

associazioni scorrette:
ananas; arance; limoni; mandaranci; mandarini; pompelmi; albicocche; ciliege; fragole; kiwi; mele; nespole; pere; pesche; prugne; banane; cachi; datteri; fichi; papaya; uva; fichi secchi; prugne secche; uva sultanina; anguria; cocomero; melone; miele; dolciumi; zucchero; latte; sale

Asparagi

associazioni corrette:
grano; mais; orzo; riso; biscotti; brioche; cornflakes; crackers; farina; fette biscottate; fiocchi d'avena; panettone; pasta di semola; pizza; ciambelle; crostate; castagne; patate; agnello grasso; anatra; bovino grasso; cappone; cervella; coniglio grasso; coppa; cotechino; maiale grasso; mortadella; prosciutto cotto; prosciutto crudo; salame; salsiccia; würstel; zampone; anguilla; aringa (affumicata e salata); salmone fresco; sardine all'olio; sgombri all'olio; tonno; asiago; caciocavallo; emmental; fontina; gorgonzola; grana; groviera; mascarpone; montasio; pecorino; provolone; ricotta romana; robiola; stracchino; taleggio; arachidi tostate; mandorle secche; nocciole; noci secche; uova; burro; margarina; olio di oliva; olio di semi; maionese; olive; pancetta di maiale; panna; patate fritte; broccolo a testa; carciofi; cavolo cappuccio; cavolfiore; cetrioli; finocchi; melanzane; radicchio; ravanelli; sedano; zucchine; barbabietole; carote; cavoli; cicoria; cipolle; peperoni; porri; spinaci; verza; acqua

associazioni scorrette:
ananas; arance; limoni; mandaranci; mandarini; pompelmi; albicocche; ciliege; fragole; kiwi; mele; nespole; pere; pesche; prugne; banane; cachi; datteri; fichi; papaya; uva; fichi secchi; prugne secche; uva sultanina; anguria; cocomero; melone; miele; dolciumi; zucchero; latte

Banane

associazioni corrette:
albicocche; ciliege; fragole; kiwi; mele; nespole; pere; pesche; prugne; cachi; datteri; fichi; papaya; uva; fichi secchi; prugne secche; uva sultanina; miele; agnello magro; bovino magro; bresaola; capretto; cavallo; coniglio magro; fegato; maiale magro; pollo; prosciutto crudo magro; vitello; aragosta; arselle; branzino; cefalo; cernia; cozza; dentice; gambero; nasello; murena; orata; palombo; pesce spada; polpo; rana pescatrice; sarago; seppia; sogliola; spigola; trota; vongola; caciottina fresca; camembert; certosino; edam fresco; mozzarella; provola affumicata; ricotta magra; albume

---

associazioni scorrette:
grano; mais; orzo; riso; biscotti; brioche; cornflakes; crackers; farina; fette biscottate; fiocchi d'avena; panettone; pasta di semola; pizza; ciambelle; crostate; castagne; patate; ceci; fagioli; fave; lenticchie; piselli; agnello grasso; anatra; bovino grasso; cappone; cervella; coniglio grasso; coppa; cotechino; maiale grasso; mortadella; prosciutto cotto; prosciutto crudo; salame; salsiccia; würstel; zampone; anguilla; aringa (affumicata e salata); salmone fresco; sardine all'olio; sgombri all'olio; tonno; asiago; caciocavallo; emmental; fontina; gorgonzola; grana; groviera; mascarpone; montasio; pecorino; provolone; ricotta romana; robiola; stracchino; taleggio; arachidi tostate; mandorle secche; nocciole; noci secche; uova; latte; asparagi; barbabietole; carote; cavoli; cicoria; cipolle; peperoni; porri; spinaci; verza; sale

Biscotti

associazioni corrette:
grano; mais; orzo; riso; brioche; cornflakes; crackers; farina; fette biscottate; fiocchi d'avena; panettone; pasta di semola; pizza; ciambelle; crostate; castagne; patate; broccolo a testa; carciofi; cavolo cappuccio; cavolfiore; cetrioli; finocchi; melanzane; radicchio; ravanelli; sedano; zucchine; asparagi; barbabietole; carote; cavoli; cicoria; cipolle; peperoni; porri; spinaci; verza

---

associazioni scorrette:
ananas; arance; limoni; mandaranci; mandarini; pompelmi; albicocche; ciliege; fragole; kiwi; mele; nespole; pere; pesche; prugne; banane; cachi; datteri; fichi; papaya; uva; fichi secchi; prugne secche; uva sultanina; anguria; cocomero; melone; miele; dolciumi; zucchero; agnello magro; bovino magro; bresaola; capretto; cavallo; coniglio magro; fegato; maiale magro; pollo; prosciutto crudo magro; vitello; aragosta; arselle; branzino; cefalo; cernia; cozza; dentice; gambero; nasello; murena; orata; palombo; pesce spada; polpo; rana pescatrice; sarago; seppia; sogliola; spigola; trota; vongola; caciottina fresca; camembert; certosino; edam fresco; mozzarella; provola affumicata; ricotta magra; albume; latte; sale

Bovino grasso *associazioni corrette:*
broccolo a testa; carciofi; cavolo cappuccio; cavolfiore; cetrioli; finocchi; melanzane; radicchio; ravanelli; sedano; zucchine; asparagi; barbabietole; carote; cavoli; cicoria; cipolle; peperoni; porri; spinaci; verza

associazioni scorrette:
ananas; arance; limoni; mandaranci; mandarini; pompelmi; albicocche; ciliege; fragole; kiwi; mele; nespole; pere; pesche; prugne; banane; cachi; datteri; fichi; papaya; uva; fichi secchi; prugne secche; uva sultanina; anguria; cocomero; melone; miele; dolciumi; zucchero; latte; sale

Bovino magro *associazioni corrette:*
albicocche; ciliege; fragole; kiwi; mele; nespole; pere; pesche; prugne; banane; cachi; datteri; fichi; papaya; uva; fichi secchi; prugne secche; uva sultanina; agnello magro; bresaola; capretto; cavallo; coniglio magro; fegato; maiale magro; pollo; prosciutto crudo magro; vitello; aragosta; arselle; branzino; cefalo; cernia; cozza; dentice; gambero; nasello; murena; orata; palombo; pesce spada; polpo; rana pescatrice; sarago; seppia; sogliola; spigola; trota; vongola; caciottina fresca; camembert; certosino; edam fresco; mozzarella; provola affumicata; ricotta magra; albume; broccolo a testa; carciofi; cavolo cappuccio; cavolfiore; cetrioli; finocchi; melanzane; radicchio; ravanelli; sedano; zucchine

associazioni scorrette:
grano; mais; orzo; riso; biscotti; brioche; cornflakes; crackers; farina; fette biscottate; fiocchi d'avena; panettone; pasta di semola; pizza; ciambelle; crostate; castagne; patate; ceci; fagioli; fave; lenticchie; piselli; latte; sale

Branzino *associazioni corrette:*
albicocche; ciliege; fragole; kiwi; mele; nespole; pere; pesche; prugne; banane; cachi; datteri; fichi; papaya; uva; fichi secchi; prugne secche; uva sultanina; agnello magro; bovino magro; bresaola; capretto; cavallo; coniglio magro; fegato; maiale magro; pollo; prosciutto crudo magro; vitello; aragosta; arselle; cefalo; cernia; cozza; dentice; gambero; nasello; murena; orata; palombo; pesce spada; polpo; rana pescatrice; sarago; seppia; sogliola; spigola; trota; vongola; caciottina fresca; camembert; certosino; edam fresco; mozzarella; provola affumicata; ricotta magra; albume; broccolo a testa; carciofi; cavolo cappuccio; cavolfiore; cetrioli; finocchi; melanzane; radicchio; ravanelli; sedano; zucchine

associazioni scorrette:
grano; mais; orzo; riso; biscotti; brioche; cornflakes; crackers; farina; fette biscottate; fiocchi d'avena; panettone; pasta di semola; pizza; ciambelle; crostate; castagne; patate; ceci; fagioli; fave; lenticchie; piselli; latte; sale

Burro *associazioni corrette:*
broccolo a testa; carciofi; cavolo cappuccio; cavolfiore; cetrioli; finocchi; melanzane; radicchio; ravanelli; sedano; zucchine; asparagi; barbabietole; carote; cavoli; cicoria; cipolle; peperoni; porri; spinaci; verza

---

associazioni scorrette:
ananas; arance; limoni; mandaranci; mandarini; pompelmi; albicocche; ciliege; fragole; kiwi; mele; nespole; pere; pesche; prugne; anguria; cocomero; melone; latte; sale

Caciocavallo *associazioni corrette:*
broccolo a testa; carciofi; cavolo cappuccio; cavolfiore; cetrioli; finocchi; melanzane; radicchio; ravanelli; sedano; zucchine; asparagi; barbabietole; carote; cavoli; cicoria; cipolle; peperoni; porri; spinaci; verza

---

associazioni scorrette:
ananas; arance; limoni; mandaranci; mandarini; pompelmi; albicocche; ciliege; fragole; kiwi; mele; nespole; pere; pesche; prugne; banane; cachi; datteri; fichi; papaya; uva; fichi secchi; prugne secche; uva sultanina; anguria; cocomero; melone; miele; dolciumi; zucchero; latte; sale

Camembert *associazioni corrette:*
albicocche; ciliege; fragole; kiwi; mele; nespole; pere; pesche; prugne; banane; cachi; datteri; fichi; papaya; uva; fichi secchi; prugne secche; uva sultanina; agnello magro; bovino magro; bresaola; capretto; cavallo; coniglio magro; fegato; maiale magro; pollo; prosciutto crudo magro; vitello; aragosta; arselle; branzino; cefalo; cernia; cozza; dentice; gambero; nasello; murena; orata; palombo; pesce spada; polpo; rana pescatrice; sarago; seppia; sogliola; spigola; trota; vongola; caciottina fresca; certosino; edam fresco; mozzarella; provola affumicata; ricotta magra; albume; broccolo a testa; carciofi; cavolo cappuccio; cavolfiore; cetrioli; finocchi; melanzane; radicchio; ravanelli; sedano; zucchine

---

associazioni scorrette:
grano; mais; orzo; riso; biscotti; brioche; cornflakes; crackers; farina; fette biscottate; fiocchi d'avena; panettone; pasta di semola; pizza; ciambelle; crostate; castagne; patate; ceci; fagioli; fave; lenticchie; piselli; latte; sale

Cappone

associazioni corrette:
broccolo a testa; carciofi; cavolo cappuccio; cavolfiore; cetrioli; finocchi; melanzane; radicchio; ravanelli; sedano; zucchine; asparagi; barbabietole; carote; cavoli; cicoria; cipolle; peperoni; porri; spinaci; verza

---

associazioni scorrette:
ananas; arance; limoni; mandaranci; mandarini; pompelmi; albicocche; ciliege; fragole; kiwi; mele; nespole; pere; pesche; prugne; banane; cachi; datteri; fichi; papaya; uva; fichi secchi; prugne secche; uva sultanina; anguria; cocomero; melone; miele; dolciumi; zucchero; latte; sale

Capretto

associazioni corrette:
albicocche; ciliege; fragole; kiwi; mele; nespole; pere; pesche; prugne; banane; cachi; datteri; fichi; papaya; uva; fichi secchi; prugne secche; uva sultanina; agnello magro; bovino magro; bresaola; cavallo; coniglio magro; fegato; maiale magro; pollo; prosciutto crudo magro; vitello; aragosta; arselle; branzino; cefalo; cernia; cozza; dentice; gambero; nasello; murena; orata; palombo; pesce spada; polpo; rana pescatrice; sarago; seppia; sogliola; spigola; trota; vongola; caciottina fresca; camembert; certosino; edam fresco; mozzarella; provola affumicata; ricotta magra; albume; broccolo a testa; carciofi; cavolo cappuccio; cavolfiore; cetrioli; finocchi; melanzane; radicchio; ravanelli; sedano; zucchine

---

associazioni scorrette:
grano; mais; orzo; riso; biscotti; brioche; cornflakes; crackers; farina; fette biscottate; fiocchi d'avena; panettone; pasta di semola; pizza; ciambelle; crostate; castagne; patate; ceci; fagioli; fave; lenticchie; piselli; latte; sale

Carciofi

associazioni corrette:
grano; mais; orzo; riso; biscotti; brioche; cornflakes; crackers; farina; fette biscottate; fiocchi d'avena; panettone; pasta di semola; pizza; ciambelle; crostate; castagne; patate; ceci; fagioli; fave; lenticchie; piselli; agnello magro; bovino magro; bresaola; capretto; cavallo; coniglio magro; fegato; maiale magro; pollo; prosciutto crudo magro; vitello; aragosta; arselle; branzino; cefalo; cernia; cozza; dentice; gambero; nasello; murena; orata; palombo; pesce spada; polpo; rana pescatrice; sarago; seppia; sogliola; spigola; trota; vongola; caciottina fresca; camembert; certosino; edam fresco; mozzarella; provola affumicata; ricotta magra; albume; agnello grasso; anatra; bovino grasso; cappone; cervella; coniglio grasso; coppa; cotechino; maiale grasso; mortadella; prosciutto cotto; prosciutto crudo; salame; salsiccia; würstel; zampone; anguilla; aringa (affumicata e salata); salmone fresco; sardine al-

l'olio; sgombri all'olio; tonno; asiago; caciocavallo; emmental; fontina; gorgonzola; grana; groviera; mascarpone; montasio; pecorino; provolone; ricotta romana; robiola; stracchino; taleggio; arachidi tostate; mandorle secche; nocciole; noci secche; uova; burro; margarina; olio di oliva; olio di semi; maionese; olive; pancetta di maiale; panna; patate fritte; broccolo a testa; cavolo cappuccio; cavolfiore; cetrioli; finocchi; melanzane; radicchio; ravanelli; sedano; zucchine; asparagi; barbabietole; carote; cavoli; cicoria; cipolle; peperoni; porri; spinaci; verza; acqua

associazioni scorrette:
latte

Carote

associazioni corrette:
grano; mais; orzo; riso; biscotti; brioche; cornflakes; crackers; farina; fette biscottate; fiocchi d'avena; panettone; pasta di semola; pizza; ciambelle; crostate; castagne; patate; agnello grasso; anatra; bovino grasso; cappone; cervella; coniglio grasso; coppa; cotechino; maiale grasso; mortadella; prosciutto cotto; prosciutto crudo; salame; salsiccia; würstel; zampone; anguilla; aringa (affumicata e salata); salmone fresco; sardine all'olio; sgombri all'olio; tonno; asiago; caciocavallo; emmental; fontina; gorgonzola; grana; groviera; mascarpone; montasio; pecorino; provolone; ricotta romana; robiola; stracchino; taleggio; arachidi tostate; mandorle secche; nocciole; noci secche; uova; burro; margarina; olio di oliva; olio di semi; maionese; olive; pancetta di maiale; panna; patate fritte; broccolo a testa; carciofi; cavolo cappuccio; cavolfiore; cetrioli; finocchi; melanzane; radicchio; ravanelli; sedano; zucchine; asparagi; barbabietole; cavoli; cicoria; cipolle; peperoni; porri; spinaci; verza; acqua

associazioni scorrette:
ananas; arance; limoni; mandaranci; mandarini; pompelmi; albicocche; ciliege; fragole; kiwi; mele; nespole; pere; pesche; prugne; banane; cachi; datteri; fichi; papaya; uva; fichi secchi; prugne secche; uva sultanina; anguria; cocomero; melone; miele; dolciumi; zucchero; latte

Castagne

associazioni corrette:
grano; mais; orzo; riso; biscotti; brioche; cornflakes; crackers; farina; fette biscottate; fiocchi d'avena; panettone; pasta di semola; pizza; ciambelle; crostate; patate; broccolo a testa; carciofi; cavolo cappuccio; cavolfiore; cetrioli; finocchi; melanzane; radicchio; ravanelli; sedano; zucchine; asparagi; barbabietole; carote; cavoli; cicoria; cipolle; peperoni; porri; spinaci; verza

associazioni scorrette:
ananas; arance; limoni; mandaranci; mandarini; pompelmi; albicocche; ciliege; fragole; kiwi; mele; nespole; pere; pesche; prugne; banane;

cachi; datteri; fichi; papaya; uva; fichi secchi; prugne secche; uva sultanina; anguria; cocomero; melone; miele; dolciumi; zucchero; agnello magro; bovino magro; bresaola; capretto; cavallo; coniglio magro; fegato; maiale magro; pollo; prosciutto crudo magro; vitello; aragosta; arselle; branzino; cefalo; cernia; cozza; dentice; gambero; nasello; murena; orata; palombo; pesce spada; polpo; rana pescatrice; sarago; seppia; sogliola; spigola; trota; vongola; caciottina fresca; camembert; certosino; edam fresco; mozzarella; provola affumicata; ricotta magra; albume; latte; sale

Cavallo

associazioni corrette:
albicocche; ciliege; fragole; kiwi; mele; nespole; pere; pesche; prugne; banane; cachi; datteri; fichi; papaya; uva; fichi secchi; prugne secche; uva sultanina; agnello magro; bovino magro; bresaola; capretto; coniglio magro; fegato; maiale magro; pollo; prosciutto crudo magro; vitello; aragosta; arselle; branzino; cefalo; cernia; cozza; dentice; gambero; nasello; murena; orata; palombo; pesce spada; polpo; rana pescatrice; sarago; seppia; sogliola; spigola; trota; vongola; caciottina fresca; camembert; certosino; edam fresco; mozzarella; provola affumicata; ricotta magra; albume; broccolo a testa; carciofi; cavolo cappuccio; cavolfiore; cetrioli; finocchi; melanzane; radicchio; ravanelli; sedano; zucchine

associazioni scorrette:
grano; mais; orzo; riso; biscotti; brioche; cornflakes; crackers; farina; fette biscottate; fiocchi d'avena; panettone; pasta di semola; pizza; ciambelle; crostate; castagne; patate; ceci; fagioli; fave; lenticchie; piselli; latte; sale

Cavolfiore

associazioni corrette:
grano; mais; orzo; riso; biscotti; brioche; cornflakes; crackers; farina; fette biscottate; fiocchi d'avena; panettone; pasta di semola; pizza; ciambelle; crostate; castagne; patate; ceci; fagioli; fave; lenticchie; piselli; agnello magro; bovino magro; bresaola; capretto; cavallo; coniglio magro; fegato; maiale magro; pollo; prosciutto crudo magro; vitello; aragosta; arselle; branzino; cefalo; cernia; cozza; dentice; gambero; nasello; murena; orata; palombo; pesce spada; polpo; rana pescatrice; sarago; seppia; sogliola; spigola; trota; vongola; caciottina fresca; camembert; certosino; edam fresco; mozzarella; provola affumicata; ricotta magra; albume; agnello grasso; anatra; bovino grasso; cappone; cervella; coniglio grasso; coppa; cotechino; maiale grasso; mortadella; prosciutto cotto; prosciutto crudo; salame; salsiccia; würstel; zampone; anguilla; aringa (affumicata e salata); salmone fresco; sardine all'olio; sgombri all'olio; tonno; asiago; caciocavallo; emmental; fontina; gorgonzola; grana; groviera; mascarpone; montasio; pecorino;

provolone; ricotta romana; robiola; stracchino; taleggio; arachidi tostate; mandorle secche; nocciole; noci secche; uova; burro; margarina; olio di oliva; olio di semi; maionese; olive; pancetta di maiale; panna; patate fritte; broccolo a testa; carciofi; cavolo cappuccio; cetrioli; finocchi; melanzane; radicchio; ravanelli; sedano; zucchine; asparagi; barbabietole; carote; cavoli; cicoria; cipolle; peperoni; porri; spinaci; verza; acqua

---

associazioni scorrette:
latte

Cavoli

associazioni corrette:
grano; mais; orzo; riso; biscotti; brioche; cornflakes; crackers; farina; fette biscottate; fiocchi d'avena; panettone; pasta di semola; pizza; ciambelle; crostate; castagne; patate; agnello grasso; anatra; bovino grasso; cappone; cervella; coniglio grasso; coppa; cotechino; maiale grasso; mortadella; prosciutto cotto; prosciutto crudo; salame; salsiccia; würstel; zampone; anguilla; aringa (affumicata e salata); salmone fresco; sardine all'olio; sgombri all'olio; tonno; asiago; caciocavallo; emmental; fontina; gorgonzola; grana; groviera; mascarpone; montasio; pecorino; provolone; ricotta romana; robiola; stracchino; taleggio; arachidi tostate; mandorle secche; nocciole; noci secche; uova: burro; margarina; olio di oliva; olio di semi; maionese; olive; pancetta di maiale; panna; patate fritte; broccolo a testa; carciofi; cavolo cappuccio; cavolfiore; cetrioli; finocchi; melanzane; radicchio; ravanelli; sedano; zucchine; asparagi; barbabietole; carote; cicoria; cipolle; peperoni; porri; spinaci; verza; acqua

---

associazioni scorrette:
ananas; arance; limoni; mandaranci; mandarini; pompelmi; albicocche; ciliege; fragole; kiwi; mele; nespole; pere; pesche; prugne; banane; cachi; datteri; fichi; papaya; uva; fichi secchi; prugne secche; uva sultanina; anguria; cocomero; melone; miele; dolciumi; zucchero; latte

Ceci

associazioni corrette:
fagioli; fave; lenticchie; piselli; broccolo a testa; carciofi; cavolo cappuccio; cavolfiore; cetrioli; finocchi; melanzane; radicchio; ravanelli; sedano; zucchine

---

associazioni scorrette:
ananas; arance; limoni; mandaranci; mandarini; pompelmi; albicocche; ciliege; fragole; kiwi; mele; nespole; pere; pesche; prugne; banane; cachi; datteri; fichi; papaya; uva; fichi secchi; prugne secche; uva sultanina; anguria; cocomero; melone; miele; dolciumi; zucchero; latte

Cefalo

associazioni corrette:
albicocche; ciliege; fragole; kiwi; mele; nespole; pere; pesche; prugne; banane; cachi; datteri; fichi; papaya; uva; fichi secchi; prugne secche; uva sultanina; agnello magro; bovino magro; bresaola; capretto; cavallo; coniglio magro; fegato; maiale magro; pollo; prosciutto crudo magro; vitello; aragosta; arselle; branzino; cernia; cozza; dentice; gambero; nasello; murena; orata; palombo; pescespada; polpo; rana pescatrice; sarago; seppia; sogliola; spigola; trota; vongola; caciottina fresca; camembert; certosino; edam fresco; mozzarella; provola affumicata; ricotta magra; albume; broccolo a testa; carciofi; cavolo cappuccio; cavolfiore; cetrioli; finocchi; melanzane; radicchio; ravanelli; sedano; zucchine

---

associazioni scorrette:
grano; mais; orzo; riso; biscotti; brioche; cornflakes; crackers; farina; fette biscottate; fiocchi d'avena; panettone; pasta di semola; pizza; ciambelle; crostate; castagne; patate; ceci; fagioli; fave; lenticchie; piselli; latte; sale

Certosino

associazioni corrette:
albicocche; ciliege; fragole; kiwi; mele; nespole; pere; pesche; prugne; banane; cachi; datteri; fichi; papaya; uva; fichi secchi; prugne secche; uva sultanina; agnello magro; bovino magro; bresaola; capretto; cavallo; coniglio magro; fegato; maiale magro; pollo; prosciutto crudo magro; vitello; aragosta; arselle; branzino; cefalo; cernia; cozza; dentice; gambero; nasello; murena; orata; palombo; pescespada; polpo; rana pescatrice; sarago; seppia; sogliola; spigola; trota; vongola; caciottina fresca; camembert; edam fresco; mozzarella; provola affumicata; ricotta magra; albume; broccolo a testa; carciofi; cavolo cappuccio; cavolfiore; cetrioli; finocchi; melanzane; radicchio; ravanelli; sedano; zucchine

---

associazioni scorrette:
grano; mais; orzo; riso; biscotti; brioche; cornflakes; crackers; farina; fette biscottate; fiocchi d'avena; panettone; pasta di semola; pizza; ciambelle; crostate; castagne; patate; ceci; fagioli; fave; lenticchie; piselli; latte; sale

Cervella

associazioni corrette:
broccolo a testa; carciofi; cavolo cappuccio; cavolfiore; cetrioli; finocchi; melanzane; radicchio; ravanelli; sedano; zucchine; asparagi; barbabietole; carote; cavoli; cicoria; cipolle; peperoni; porri; spinaci; verza

associazioni scorrette:
ananas; arance; limoni; mandaranci; mandarini; pompelmi; albicocche; ciliege; fragole; kiwi; mele; nespole; pere; pesche; prugne; banane; cachi; datteri; fichi; papaya; uva; fichi secchi; prugne secche; uva sultanina; anguria; cocomero; melone; miele; dolciumi; zucchero; latte; sale

Cetrioli

associazioni corrette:
grano; mais; orzo; riso; biscotti; brioche; cornflakes; crackers; farina; fette biscottate; fiocchi d'avena; panettone; pasta di semola; pizza; ciambelle; crostate; castagne; patate; ceci; fagioli; fave; lenticchie; piselli; agnello magro; bovino magro; bresaola; capretto; cavallo; coniglio magro; fegato; maiale magro; pollo; prosciutto crudo magro; vitello; aragosta; arselle; branzino; cefalo; cernia; cozza; dentice; gambero; nasello; murena; orata; palombo; pesce spada; polpo; rana pescatrice; sarago; seppia; sogliola; spigola; trota; vongola; caciottina fresca; camembert; certosino; edam fresco; mozzarella; provola affumicata; ricotta magra; albume; agnello grasso; anatra; bovino grasso; cappone; cervella; coniglio grasso; coppa; cotechino; maiale grasso; mortadella; prosciutto cotto; prosciutto crudo; salame; salsiccia; würstel; zampone; anguilla; aringa (affumicata e salata); salmone fresco; sardine all'olio; sgombri all'olio; tonno; asiago; caciocavallo; emmental; fontina; gorgonzola; grana; groviera; mascarpone; montasio; pecorino; provolone; ricotta romana; robiola; stracchino; taleggio; arachidi tostate; mandorle secche; nocciole; noci secche; uova; burro; margarina; olio di oliva; olio di semi; maionese; olive; pancetta di maiale; panna; patate fritte; broccolo a testa; carciofi; cavolo cappuccio; cavolfiore; finocchi; melanzane; radicchio; ravanelli; sedano; zucchine; asparagi; barbabietole; carote; cavoli; cicoria; cipolle; peperoni; porri; spinaci; verza; acqua

---

associazioni scorrette:
latte

Cicoria

associazioni corrette:
grano; mais; orzo; riso; biscotti; brioche; cornflakes; crackers; farina; fette biscottate; fiocchi d'avena; panettone; pasta di semola; pizza; ciambelle; crostate; castagne; patate; agnello grasso; anatra; bovino grasso; cappone; cervella; coniglio grasso; coppa; cotechino; maiale grasso; mortadella; prosciutto cotto; prosciutto crudo; salame; salsiccia; würstel; zampone; anguilla; aringa (affumicata e salata); salmone fresco; sardine all'olio; sgombri all'olio; tonno; asiago; caciocavallo; emmental; fontina; gorgonzola; grana; groviera; mascarpone; montasio; pecorino; provolone; ricotta romana; robiola; stracchino; taleggio; arachidi tostate; mandorle secche; nocciole; noci secche; uova:

burro; margarina; olio di oliva; olio di semi; maionese; olive; pancetta di maiale; panna; patate fritte; broccolo a testa; carciofi; cavolo cappuccio; cavolfiore; cetrioli; finocchi; melanzane; radicchio; ravanelli; sedano; zucchine; asparagi; barbabietole; carote; cavoli; cipolle; peperoni; porri; spinaci; verza; acqua

associazioni scorrette:
ananas; arance; limoni; mandaranci; mandarini; pompelmi; albicocche; ciliege; fragole; kiwi; mele; nespole; pere; pesche; prugne; banane; cachi; datteri; fichi; papaya; uva; fichi secchi; prugne secche; uva sultanina; anguria; cocomero; melone; miele; dolciumi; zucchero; latte

Ciliege

associazioni corrette:
ananas; arance; limoni; mandaranci; mandarini; pompelmi; albicocche; fragole; kiwi; mele; nespole; pere; pesche; prugne; banane; cachi; datteri; fichi; papaya; uva; fichi secchi; prugne secche; uva sultanina; miele; agnello magro; bovino magro; bresaola; capretto; cavallo; coniglio magro; fegato; maiale magro; pollo; prosciutto crudo magro; vitello; aragosta; arselle; branzino; cefalo; cernia; cozza; dentice; gambero; nasello; murena; orata; palombo; pesce spada; polpo; rana pescatrice; sarago; seppia; sogliola; spigola; trota; vongola; caciottina fresca; camembert; certosino; edam fresco; mozzarella; provola affumicata; ricotta magra; albume

associazioni scorrette:
dolciumi; zucchero; grano; mais; orzo; riso; biscotti; brioche; cornflakes; crackers; farina; fette biscottate; fiocchi d'avena; panettone; pasta di semola; pizza; ciambelle; crostate; castagne; patate; ceci; fagioli; fave; lenticchie; piselli; agnello grasso; anatra; bovino grasso; cappone; cervella; coniglio grasso; coppa; cotechino; maiale grasso; mortadella; prosciutto cotto; prosciutto crudo; salame; salsiccia; würstel; zampone; anguilla; aringa (affumicata e salata); salmone fresco; sardine all'olio; sgombri all'olio; tonno; asiago; caciocavallo; emmental; fontina; gorgonzola; grana; groviera; mascarpone; montasio; pecorino; provolone; ricotta romana; robiola; stracchino; taleggio; arachidi tostate; mandorle secche; nocciole; noci secche; uova; latte; burro; margarina; olio di oliva; olio di semi; maionese; olive; pancetta di maiale; panna; patate fritte; asparagi; barbabietole; carote; cavoli; cicoria; cipolle; peperoni; porri; spinaci; verza; sale

Cipolle

associazioni corrette:
grano; mais; orzo; riso; biscotti; brioche; cornflakes; crackers; farina; fette biscottate; fiocchi d'avena; panettone; pasta di semola; pizza; ciambelle; crostate; castagne; patate; agnello grasso; anatra; bovino grasso; cappone; cervella; coniglio grasso; coppa; cotechino; maiale grasso; mortadella; prosciutto cotto; prosciutto crudo; salame; salsic-

cia; würstel; zampone; anguilla; aringa (affumicata e salata); salmone fresco; sardine all'olio; sgombri all'olio; tonno; asiago; caciocavallo; emmental; fontina; gorgonzola; grana; groviera; mascarpone; montasio; pecorino; provolone; ricotta romana; robiola; stracchino; taleggio; arachidi tostate; mandorle secche; nocciole; noci secche; uova: burro; margarina; olio di oliva; olio di semi; maionese; olive; pancetta di maiale; panna; patate fritte; broccolo a testa; carciofi; cavolo cappuccio; cavolfiore; cetrioli; finocchi; melanzane; radicchio; ravanelli; sedano; zucchine; asparagi; barbabietole; carote; cavoli; cicoria; cipolle; peperoni; porri; spinaci; verza; acqua

---

associazioni scorrette:
ananas; arance; limoni; mandaranci; mandarini; pompelmi; albicocche; ciliege; fragole; kiwi; mele; nespole; pere; pesche; prugne; banane; cachi; datteri; fichi; papaya; uva; fichi secchi; prugne secche; uva sultanina; anguria; cocomero; melone; miele; dolciumi; zucchero; latte

Cocomero

associazioni corrette:
anguria; cocomero; melone;

---

associazioni scorrette:
grano; mais; orzo; riso; biscotti; brioche; cornflakes; crackers; farina; fette biscottate; fiocchi d'avena; panettone; pasta di semola; pizza; ciambelle; crostate; castagne; patate; ceci; fagioli; fave; lenticchie; piselli; agnello grasso; anatra; bovino grasso; cappone; cervella; coniglio grasso; coppa; cotechino; maiale grasso; mortadella; prosciutto cotto; prosciutto crudo; salame; salsiccia; würstel; zampone; anguilla; aringa (affumicata e salata); salmone fresco; sardine all'olio; sgombri all'olio; tonno; asiago; caciocavallo; emmental; fontina; gorgonzola; grana; groviera; mascarpone; montasio; pecorino; provolone; ricotta romana; robiola; stracchino; taleggio; arachidi tostate; mandorle secche; nocciole; noci secche; uova: latte; burro; margarina; olio di oliva; olio di semi; maionese; olive; pancetta di maiale; panna; patate fritte; asparagi; barbabietole; carote; cavoli; cicoria; cipolle; peperoni; porri; spinaci; verza; sale

Coniglio

associazioni corrette:
albicocche; ciliege; fragole; kiwi; mele; nespole; pere; pesche; prugne; banane; cachi; datteri; fichi; papaya; uva; fichi secchi; prugne secche; uva sultanina; agnello magro; bovino magro; bresaola; capretto; cavallo; fegato; maiale magro; pollo; prosciutto crudo magro; vitello; aragosta; arselle; branzino; cefalo; cernia; cozza; dentice; gambero; nasello; murena; orata; palombo; pesce spada; polpo; rana pescatrice; sarago; seppia; sogliola; spigola; trota; vongola; caciottina fresca; camembert; certosino; edam fresco; mozzarella; provola affumicata; ricotta

magra; albume; broccolo a testa; carciofi; cavolo cappuccio; cavolfiore; cetrioli; finocchi; melanzane; radicchio; ravanelli; sedano; zucchine

---

associazioni scorrette:
grano; mais; orzo; riso; biscotti; brioche; cornflakes; crackers; farina; fette biscottate; fiocchi d'avena; panettone; pasta di semola; pizza; ciambelle; crostate; castagne; patate; ceci; fagioli; fave; lenticchie; piselli; latte; sale

Coppa

associazioni corrette:
broccolo a testa; carciofi; cavolo cappuccio; cavolfiore; cetrioli; finocchi; melanzane; radicchio; ravanelli; sedano; zucchine; asparagi; barbabietole; carote; cavoli; cicoria; cipolle; peperoni; porri; spinaci; verza

---

associazioni scorrette:
ananas; arance; limoni; mandaranci; mandarini; pompelmi; albicocche; ciliege; fragole; kiwi; mele; nespole; pere; pesche; prugne; banane; cachi; datteri; fichi; papaya; uva; fichi secchi; prugne secche; uva sultanina; anguria; cocomero; melone; miele; dolciumi; zucchero; latte; sale

Cornflakes

associazioni corrette:
grano; mais; orzo; riso; biscotti; brioche; crackers; farina; fette biscottate; fiocchi d'avena; panettone; pasta di semola; pizza; ciambelle; crostate; castagne; patate; broccolo a testa; carciofi; cavolo; cappuccio; cavolfiore; cetrioli; finocchi; melanzane; radicchio; ravanelli; sedano; zucchine; asparagi; barbabietole; carote; cavoli; cicoria; cipolle; peperoni; porri; spinaci; verza;

---

associazioni scorrette:
ananas; arance; limoni; mandaranci; mandarini; pompelmi; albicocche; ciliege; fragole; kiwi; mele; nespole; pere; pesche; prugne; banane; cachi; datteri; fichi; papaya; uva; fichi secchi; prugne secche; uva sultanina; anguria; cocomero; melone; miele; dolciumi; zucchero; agnello magro; bovino magro; bresaola; capretto; cavallo; coniglio magro; fegato; maiale magro; pollo; prosciutto crudo magro; vitello; aragosta; arselle; branzino; cefalo; cernia; cozza; dentice; gambero; nasello; murena; orata; palombo; pesce spada; polpo; rana pescatrice; sarago; seppia; sogliola; spigola; trota; vongola; caciottina fresca; camembert; certosino; edam fresco; mozzarella; provola affumicata; ricotta magra; albume; latte; sale

Cotechino *associazioni corrette:*
broccolo a testa; carciofi; cavolo cappuccio; cavolfiore; cetrioli; finocchi; melanzane; radicchio; ravanelli; sedano; zucchine; asparagi; barbabietole; carote; cavoli; cicoria; cipolle; peperoni; porri; spinaci; verza

---

associazioni scorrette:
ananas; arance; limoni; mandaranci; mandarini; pompelmi; albicocche; ciliege; fragole; kiwi; mele; nespole; pere; pesche; prugne; banane; cachi; datteri; fichi; papaya; uva; fichi secchi; prugne secche; uva sultanina; anguria; cocomero; melone; miele; dolciumi; zucchero; latte; sale

Crackers *associazioni corrette:*
grano; mais; orzo; riso; biscotti; brioche; cornflakes; farina; fette biscottate; fiocchi d'avena; panettone; pasta di semola; pizza; ciambelle; crostate; castagne; patate; broccolo a testa; carciofi; cavolo cappuccio; cavolfiore; cetrioli; finocchi; melanzane; radicchio; ravanelli; sedano; zucchine; asparagi; barbabietole; carote; cavoli; cicoria; cipolle; peperoni; porri; spinaci; verza

---

associazioni scorrette:
ananas; arance; limoni; mandaranci; mandarini; pompelmi; albicocche; ciliege; fragole; kiwi; mele; nespole; pere; pesche; prugne; banane; cachi; datteri; fichi; papaya; uva; fichi secchi; prugne secche; uva sultanina; anguria; cocomero; melone; miele; dolciumi; zucchero; agnello magro; bovino magro; bresaola; capretto; cavallo; coniglio magro; fegato; maiale magro; pollo; prosciutto crudo magro; vitello; aragosta; arselle; branzino; cefalo; cernia; cozza; dentice; gambero; nasello; murena; orata; palombo; pescespada; polpo; rana pescatrice; sarago; seppia; sogliola; spigola; trota; vongola; caciottina fresca; camembert; certosino; edam fresco; mozzarella; provola affumicata; ricotta magra; albume; latte; sale

Emmental *associazioni corrette:*
broccolo a testa; carciofi; cavolo cappuccio; cavolfiore; cetrioli; finocchi; melanzane; radicchio; ravanelli; sedano; zucchine; asparagi; barbabietole; carote; cavoli; cicoria; cipolle; peperoni; porri; spinaci; verza

---

associazioni scorrette:
ananas; arance; limoni; mandaranci; mandarini; pompelmi; albicocche; ciliege; fragole; kiwi; mele; nespole; pere; pesche; prugne; banane; cachi; datteri; fichi; papaya; uva; fichi secchi; prugne secche; uva sultanina; anguria; cocomero; melone; miele; dolciumi; zucchero; latte; sale

Fagioli *associazioni corrette:*
ceci; fave; lenticchie; piselli; broccolo a testa; carciofi; cavolo; cappuccio; cavolfiore; cetrioli; finocchi; melanzane; radicchio; ravanelli; sedano; zucchine

associazioni scorrette:
ananas; arance; limoni; mandaranci; mandarini; pompelmi; albicocche; ciliege; fragole; kiwi; mele; nespole; pere; pesche; prugne; banane; cachi; datteri; fichi; papaya; uva; fichi secchi; prugne secche; uva sultanina; anguria; cocomero; melone; miele; dolciumi; zucchero; latte

Fave *associazioni corrette:*
ceci; fagioli; lenticchie; piselli; broccolo a testa; carciofi; cavolo cappuccio; cavolfiore; cetrioli; finocchi; melanzane; radicchio; ravanelli; sedano; zucchine

associazioni scorrette:
ananas; arance; limoni; mandaranci; mandarini; pompelmi; albicocche; ciliege; fragole; kiwi; mele; nespole; pere; pesche; prugne; banane; cachi; datteri; fichi; papaya; uva; fichi secchi; prugne secche; uva sultanina; anguria; cocomero; melone; miele; dolciumi; zucchero; latte

Fegato *associazioni corrette:*
albicocche; ciliege; fragole; kiwi; mele; nespole; pere; pesche; prugne; banane; cachi; datteri; fichi; papaya; uva; fichi secchi; prugne secche; uva sultanina; agnello magro; bovino magro; bresaola; capretto; cavallo; coniglio magro; maiale magro; pollo; prosciutto crudo magro; vitello; aragosta; arselle; branzino; cefalo; cernia; cozza; dentice; gambero; nasello; murena; orata; palombo; pesce spada; polpo; rana pescatrice; sarago; seppia; sogliola; spigola; trota; vongola; caciottina fresca; camembert; certosino; edam fresco; mozzarella; provola affumicata; ricotta magra; albume; broccolo a testa; carciofi; cavolo cappuccio; cavolfiore; cetrioli; finocchi; melanzane; radicchio; ravanelli; sedano; zucchine

associazioni scorrette:
grano; mais; orzo; riso; biscotti; brioche; cornflakes; crackers; farina; fette biscottate; fiocchi d'avena; panettone; pasta di semola; pizza; ciambelle; crostate; castagne; patate; ceci; fagioli; fave; lenticchie; piselli; latte; sale

Fichi *associazioni corrette:*
albicocche; ciliege; fragole; kiwi; mele; nespole; pere; pesche; prugne; banane; cachi; datteri; papaya; uva; fichi secchi; prugne secche; uva sultanina; miele; agnello magro; bovino magro; bresaola; capretto; ca-

vallo; coniglio magro; fegato; maiale magro; pollo; prosciutto crudo magro; vitello; aragosta; arselle; branzino; cefalo; cernia; cozza; dentice; gambero; nasello; murena; orata; palombo; pesce spada; polpo; rana pescatrice; sarago; seppia; sogliola; spigola; trota; vongola; caciottina fresca; camembert; certosino; edam fresco; mozzarella; provola affumicata; ricotta magra; albume

---

associazioni scorrette:
grano; mais; orzo; riso; biscotti; brioche; cornflakes; crackers; farina; fette biscottate; fiocchi d'avena; panettone; pasta di semola; pizza; ciambelle; crostate; castagne; patate; ceci; fagioli; fave; lenticchie; piselli; agnello grasso; anatra; bovino grasso; cappone; cervella; coniglio grasso; coppa; cotechino; maiale grasso; mortadella; prosciutto cotto; prosciutto crudo; salame; salsiccia; würstel; zampone; anguilla; aringa (affumicata e salata); salmone fresco; sardine all'olio; sgombri all'olio; tonno; asiago; caciocavallo; emmental; fontina; gorgonzola; grana; groviera; mascarpone; montasio; pecorino; provolone; ricotta romana; robiola; stracchino; taleggio; arachidi tostate; mandorle secche; nocciole; noci secche; uova; latte; asparagi; barbabietole; carote; cavoli; cicoria; cipolle; peperoni; porri; spinaci; verza; sale

Fichi secchi

associazioni corrette:
albicocche; ciliege; fragole; kiwi; mele; nespole; pere; pesche; prugne; banane; cachi; datteri; fichi; papaya; uva; prugne secche; uva sultanina; agnello magro; bovino magro; bresaola; capretto; cavallo; coniglio magro; fegato; maiale magro; pollo; prosciutto crudo magro; vitello; aragosta; arselle; branzino; cefalo; cernia; cozza; dentice; gambero; nasello; murena; orata; palombo; pesce spada; polpo; rana pescatrice; sarago; seppia; sogliola; spigola; trota; vongola; caciottina fresca; camembert; certosino; edam fresco; mozzarella; provola affumicata; ricotta magra; albume; acqua

---

associazioni scorrette:
grano; mais; orzo; riso; biscotti; brioche; cornflakes; crackers; farina; fette biscottate; fiocchi d'avena; panettone; pasta di semola; pizza; ciambelle; crostate; castagne; patate; ceci; fagioli; fave; lenticchie; piselli; agnello grasso; anatra; bovino grasso; cappone; cervella; coniglio grasso; coppa; cotechino; maiale grasso; mortadella; prosciutto cotto; prosciutto crudo; salame; salsiccia; würstel; zampone; anguilla; aringa (affumicata e salata); salmone fresco; sardine all'olio; sgombri all'olio; tonno; asiago; caciocavallo; emmental; fontina; gorgonzola; grana; groviera; mascarpone; montasio; pecorino; provolone; ricotta romana; robiola; stracchino; taleggio; arachidi tostate; mandorle secche; nocciole; noci secche; uova: latte; asparagi; barbabietole; carote; cavoli; cicoria; cipolle; peperoni; porri; spinaci; verza; sale

Finocchi

associazioni corrette:

grano; mais; orzo; riso; biscotti; brioche; cornflakes; crackers; farina; fette biscottate; fiocchi d'avena; panettone; pasta di semola; pizza; ciambelle; crostate; castagne; patate; ceci; fagioli; fave; lenticchie; piselli; agnello magro; bovino magro; bresaola; capretto; cavallo; coniglio magro; fegato; maiale magro; pollo; prosciutto crudo magro; vitello; aragosta; arselle; branzino; cefalo; cernia; cozza; dentice; gambero; nasello; murena; orata; palombo; pesce spada; polpo; rana pescatrice; sarago; seppia; sogliola; spigola; trota; vongola; caciottina fresca; camembert; certosino; edam fresco; mozzarella; provola affumicata; ricotta magra; albume; agnello grasso; anatra; bovino grasso; cappone; cervella; coniglio grasso; coppa; cotechino; maiale grasso; mortadella; prosciutto cotto; prosciutto crudo; salame; salsiccia; würstel; zampone; anguilla; aringa (affumicata e salata); salmone fresco; sardine all'olio; sgombri all'olio; tonno; asiago; caciocavallo; emmental; fontina; gorgonzola; grana; groviera; mascarpone; montasio; pecorino; provolone; ricotta romana; robiola; stracchino; taleggio; arachidi tostate; mandorle secche; nocciole; noci secche; uova; burro; margarina; olio di oliva; olio di semi; maionese; olive; pancetta di maiale; panna; patate fritte; broccolo a testa; carciofi; cavolo cappuccio; cavolfiore; cetrioli; melanzane; radicchio; ravanelli; sedano; zucchine; asparagi; barbabietole; carote; cavoli; cicoria; cipolle; peperoni; porri; spinaci; verza; acqua

---

associazioni scorrette:

latte

Fontina

associazioni corrette:

broccolo a testa; carciofi; cavolo cappuccio; cavolfiore; cetrioli; finocchi; melanzane; radicchio; ravanelli; sedano; zucchine; asparagi; barbabietole; carote; cavoli; cicoria; cipolle; peperoni; porri; spinaci; verza

---

associazioni scorrette:

ananas; arance; limoni; mandaranci; mandarini; pompelmi; albicocche; ciliege; fragole; kiwi; mele; nespole; pere; pesche; prugne; banane; cachi; datteri; fichi; papaya; uva; fichi secchi; prugne secche; uva sultanina; anguria; cocomero; melone; miele; dolciumi; zucchero; latte; sale

Fragole

associazioni corrette:

ananas; arance; limoni; mandaranci; mandarini; pompelmi; albicocche; ciliege; kiwi; mele; nespole; pere; pesche; prugne; banane; cachi; datteri; fichi; papaya; uva; fichi secchi; prugne secche; uva sultanina; miele; agnello magro; bovino magro; bresaola; capretto; cavallo; coniglio magro; fegato; maiale magro; pollo; prosciutto crudo magro; vitello; aragosta; arselle; branzino; cefalo; cernia; cozza; dentice; gambero; nasello; murena; orata; palombo; pesce spada; polpo; rana pescatrice; sarago; seppia; sogliola; spigola; trota; vongola; caciottina fresca; camembert; certosino; edam fresco; mozzarella; provola affumicata; ricotta magra; albume

---

associazioni scorrette:
dolciumi; zucchero; grano; mais; orzo; riso; biscotti; brioche; cornflakes; crackers; farina; fette biscottate; fiocchi d'avena; panettone; pasta di semola; pizza; ciambelle; crostate; castagne; patate; ceci; fagioli; fave; lenticchie; piselli; agnello grasso; anatra; bovino grasso; cappone; cervella; coniglio grasso; coppa; cotechino; maiale grasso; mortadella; prosciutto cotto; prosciutto crudo; salame; salsiccia; würstel; zampone; anguilla; aringa (affumicata e salata); salmone fresco; sardine all'olio; sgombri all'olio; tonno; asiago; caciocavallo; emmental; fontina; gorgonzola; grana; groviera; mascarpone; montasio; pecorino; provolone; ricotta romana; robiola; stracchino; taleggio; arachidi tostate; mandorle secche; nocciole; noci secche; uova; latte; burro; margarina; olio di oliva; olio di semi; maionese; olive; pancetta di maiale; panna; patate fritte; asparagi; barbabietole; carote; cavoli; cicoria; cipolle; peperoni; porri; spinaci; verza; sale

Gambero

associazioni corrette:
albicocche; ciliege; fragole; kiwi; mele; nespole; pere; pesche; prugne; banane; cachi; datteri; fichi; papaya; uva; fichi secchi; prugne secche; uva sultanina; agnello magro; bovino magro; bresaola; capretto; cavallo; coniglio magro; fegato; maiale magro; pollo; prosciutto crudo magro; vitello; aragosta; arselle; branzino; cefalo; cernia; cozza; dentice; nasello; murena; orata; palombo; pesce spada; polpo; rana pescatrice; sarago; seppia; sogliola; spigola; trota; vongola; caciottina fresca; camembert; certosino; edam fresco; mozzarella; provola affumicata; ricotta magra; albume; broccolo a testa; carciofi; cavolo cappuccio; cavolfiore; cetrioli; finocchi; melanzane; radicchio; ravanelli; sedano; zucchine

---

associazioni scorrette:
grano; mais; orzo; riso; biscotti; brioche; cornflakes; crackers; farina; fette biscottate; fiocchi d'avena; panettone; pasta di semola; pizza; ciambelle; crostate; castagne; patate; ceci; fagioli; fave; lenticchie; piselli; latte; sale

Gorgonzola

associazioni corrette:
broccolo a testa; carciofi; cavolo cappuccio; cavolfiore; cetrioli; finocchi; melanzane; radicchio; ravanelli; sedano; zucchine; asparagi; barbabietole; carote; cavoli; cicoria; cipolle; peperoni; porri; spinaci; verza

associazioni scorrette:
ananas; arance; limoni; mandaranci; mandarini; pompelmi; albicocche; ciliege; fragole; kiwi; mele; nespole; pere; pesche; prugne; banane; cachi; datteri; fichi; papaya; uva; fichi secchi; prugne secche; uva sultanina; anguria; cocomero; melone; miele; dolciumi; zucchero; latte; sale

Grana

associazioni corrette:
broccolo a testa; carciofi; cavolo cappuccio; cavolfiore; cetrioli; finocchi; melanzane; radicchio; ravanelli; sedano; zucchine; asparagi; barbabietole; carote; cavoli; cicoria; cipolle; peperoni; porri; spinaci; verza

---

associazioni scorrette:
ananas; arance; limoni; mandaranci; mandarini; pompelmi; albicocche; ciliege; fragole; kiwi; mele; nespole; pere; pesche; prugne; banane; cachi; datteri; fichi; papaya; uva; fichi secchi; prugne secche; uva sultanina; anguria; cocomero; melone; miele; dolciumi; zucchero; latte; sale

Groviera

associazioni corrette:
broccolo a testa; carciofi; cavolo cappuccio; cavolfiore; cetrioli; finocchi; melanzane; radicchio; ravanelli; sedano; zucchine; asparagi; barbabietole; carote; cavoli; cicoria; cipolle; peperoni; porri; spinaci; verza

---

associazioni scorrette:
ananas; arance; limoni; mandaranci; mandarini; pompelmi; albicocche; ciliege; fragole; kiwi; mele; nespole; pere; pesche; prugne; banane; cachi; datteri; fichi; papaya; uva; fichi secchi; prugne secche; uva sultanina; anguria; cocomero; melone; miele; dolciumi; zucchero; latte; sale

Lenticchie

associazioni corrette:
ceci; fagioli; fave; piselli; broccolo a testa; carciofi; cavolo cappuccio; cavolfiore; cetrioli; finocchi; melanzane; radicchio; ravanelli; sedano; zucchine

---

associazioni scorrette:
ananas; arance; limoni; mandaranci; mandarini; pompelmi; albicocche; ciliege; fragole; kiwi; mele; nespole; pere; pesche; prugne; banane; cachi; datteri; fichi; papaya; uva; fichi secchi; prugne secche; uva sultanina; anguria; cocomero; melone; miele; dolciumi; zucchero; latte

Limoni *associazioni corrette:*
ananas; arance; mandaranci; mandarini; pompelmi; albicocche; ciliege; fragole; kiwi; mele; nespole; pere; pesche; prugne

---

associazioni scorrette:
dolciumi; zucchero; grano; mais; orzo; riso; biscotti; brioche; cornflakes; crackers; farina; fette biscottate; fiocchi d'avena; panettone; pasta di semola; pizza; ciambelle; crostate; castagne; patate; ceci; fagioli; fave; lenticchie; piselli; agnello grasso; anatra; bovino grasso; cappone; cervella; coniglio grasso; coppa; cotechino; maiale grasso; mortadella; prosciutto cotto; prosciutto crudo; salame; salsiccia; würstel; zampone; anguilla; aringa (affumicata e salata); salmone fresco; sardine all'olio; sgombri all'olio; tonno; asiago; caciocavallo; emmental; fontina; gorgonzola; grana; groviera; mascarpone; montasio; pecorino; provolone; ricotta romana; robiola; stracchino; taleggio; arachidi tostate; mandorle secche; nocciole; noci secche; uova; latte; burro; margarina; olio di oliva; olio di semi; maionese; olive; pancetta di maiale; panna; patate fritte; asparagi; barbabietole; carote; cavoli; cicoria; cipolle; peperoni; porri; spinaci; verza; sale

Maiale grasso *associazioni corrette:*
broccolo a testa; carciofi; cavolo cappuccio; cavolfiore; cetrioli; finocchi; melanzane; radicchio; ravanelli; sedano; zucchine; asparagi; barbabietole; carote; cavoli; cicoria; cipolle; peperoni; porri; spinaci; verza

---

associazioni scorrette:
ananas; arance; limoni; mandaranci; mandarini; pompelmi; albicocche; ciliege; fragole; kiwi; mele; nespole; pere; pesche; prugne; banane; cachi; datteri; fichi; papaya; uva; fichi secchi; prugne secche; uva sultanina; anguria; cocomero; melone; miele; dolciumi; zucchero; latte; sale

Maiale magro *associazioni corrette:*
albicocche; ciliege; fragole; kiwi; mele; nespole; pere; pesche; prugne; banane; cachi; datteri; fichi; papaya; uva; fichi secchi; prugne secche; uva sultanina; agnello magro; bovino magro; bresaola; capretto; cavallo; coniglio magro; fegato; pollo; prosciutto crudo magro; vitello; aragosta; arselle; branzino; cefalo; cernia; cozza; dentice; gambero; nasello; murena; orata; palombo; pesce spada; polpo; rana pescatrice; sarago; seppia; sogliola; spigola; trota; vongola; caciottina fresca; camembert; certosino; edam fresco; mozzarella; provola affumicata; ricotta magra; albume; broccolo a testa; carciofi; cavolo cappuccio; cavolfiore; cetrioli; finocchi; melanzane; radicchio; ravanelli; sedano; zucchine

associazioni scorrette:
grano; mais; orzo; riso; biscotti; brioche; cornflakes; crackers; farina; fette biscottate; fiocchi d'avena; panettone; pasta di semola; pizza; ciambelle; crostate; castagne; patate; ceci; fagioli; fave; lenticchie; piselli; latte; sale

Maionese

associazioni corrette:
broccolo a testa; carciofi; cavolo cappuccio; cavolfiore; cetrioli; finocchi; melanzane; radicchio; ravanelli; sedano; zucchine; asparagi; barbabietole; carote; cavoli; cicoria; cipolle; peperoni; porri; spinaci; verza

---

associazioni scorrette:
ananas; arance; limoni; mandaranci; mandarini; pompelmi; albicocche; ciliege; fragole; kiwi; mele; nespole; pere; pesche; prugne; anguria; cocomero; melone; latte; sale

Margarina

associazioni corrette:
broccolo a testa; carciofi; cavolo cappuccio; cavolfiore; cetrioli; finocchi; melanzane; radicchio; ravanelli; sedano; zucchine; asparagi; barbabietole; carote; cavoli; cicoria; cipolle; peperoni; porri; spinaci; verza

---

associazioni scorrette:
ananas; arance; limoni; mandaranci; mandarini; pompelmi; albicocche; ciliege; fragole; kiwi; mele; nespole; pere; pesche; prugne; anguria; cocomero; melone; latte; sale

Mascarpone

associazioni corrette:
broccolo a testa; carciofi; cavolo cappuccio; cavolfiore; cetrioli; finocchi; melanzane; radicchio; ravanelli; sedano; zucchine; asparagi; barbabietole; carote; cavoli; cicoria; cipolle; peperoni; porri; spinaci; verza

---

associazioni scorrette:
ananas; arance; limoni; mandaranci; mandarini; pompelmi; albicocche; ciliege; fragole; kiwi; mele; nespole; pere; pesche; prugne; banane; cachi; datteri; fichi; papaya; uva; fichi secchi; prugne secche; uva sultanina; anguria; cocomero; melone; miele; dolciumi; zucchero; latte; sale

Melanzane

associazioni corrette:
grano; mais; orzo; riso; biscotti; brioche; cornflakes; crackers; farina; fette biscottate; fiocchi d'avena; panettone; pasta di semola; pizza; ciambelle; crostate; castagne; patate; ceci; fagioli; fave; lenticchie; piselli; agnello magro; bovino magro; bresaola; capretto; cavallo; coniglio magro; fegato; maiale magro; pollo; prosciutto crudo magro; vitel-

lo; aragosta; arselle; branzino; cefalo; cernia; cozza; dentice; gambero; nasello; murena; orata; palombo; pesce spada; polpo; rana pescatrice; sarago; seppia; sogliola; spigola; trota; vongola; caciottina fresca; camembert; certosino; edam fresco; mozzarella; provola affumicata; ricotta magra; albume; agnello grasso; anatra; bovino grasso; cappone; cervella; coniglio grasso; coppa; cotechino; maiale grasso; mortadella; prosciutto cotto; prosciutto crudo; salame; salsiccia; würstel; zampone; anguilla; aringa (affumicata e salata); salmone fresco; sardine all'olio; sgombri all'olio; tonno; asiago; caciocavallo; emmental; fontina; gorgonzola; grana; groviera; mascarpone; montasio; pecorino; provolone; ricotta romana; robiola; stracchino; taleggio; arachidi tostate; mandorle secche; nocciole; noci secche; uova; burro; margarina; olio di oliva; olio di semi; maionese; olive; pancetta di maiale; panna; patate fritte; broccolo a testa; carciofi; cavolo cappuccio; cavolfiore; cetrioli; finocchi; radicchio; ravanelli; sedano; zucchine; asparagi; barbabietole; carote; cavoli; cicoria; cipolle; peperoni; porri; spinaci; verza; acqua

associazioni scorrette:
latte

Mele

associazioni corrette:
ananas; arance; limoni; mandaranci; mandarini; pompelmi; albicocche; ciliege; fragole; kiwi; nespole; pere; pesche; prugne; banane; cachi; datteri; fichi; papaya; uva; fichi secchi; prugne secche; uva sultanina; miele; agnello magro; bovino magro; bresaola; capretto; cavallo; coniglio magro; fegato; maiale magro; pollo; prosciutto crudo magro; vitello; aragosta; arselle; branzino; cefalo; cernia; cozza; dentice; gambero; nasello; murena; orata; palombo; pesce spada; polpo; rana pescatrice; sarago; seppia; sogliola; spigola; trota; vongola; caciottina fresca; camembert; certosino; edam fresco; mozzarella; provola affumicata; ricotta magra; albume

associazioni scorrette:
dolciumi; zucchero; grano; mais; orzo; riso; biscotti; brioche; cornflakes; crackers; farina; fette biscottate; fiocchi d'avena; panettone; pasta di semola; pizza; ciambelle; crostate; castagne; patate; ceci; fagioli; fave; lenticchie; piselli; agnello grasso; anatra; bovino grasso; cappone; cervella; coniglio grasso; coppa; cotechino; maiale grasso; mortadella; prosciutto cotto; prosciutto crudo; salame; salsiccia; würstel; zampone; anguilla; aringa (affumicata e salata); salmone fresco; sardine all'olio; sgombri all'olio; tonno; asiago; caciocavallo; emmental; fontina; gorgonzola; grana; groviera; mascarpone; montasio; pecorino; provolone; ricotta romana; robiola; stracchino; taleggio; arachidi tostate; mandorle secche; nocciole; noci secche; uova; latte; burro; margarina; olio di oliva; olio di semi; maionese; olive; pancetta di maiale; panna; patate fritte; asparagi; barbabietole; carote; cavoli; cicoria; cipolle; peperoni; porri; spinaci; verza; sale

Melone

associazioni corrette:
anguria; cocomero

associazioni scorrette:
grano; mais; orzo; riso; biscotti; brioche; cornflakes; crackers; farina; fette biscottate; fiocchi d'avena; panettone; pasta di semola; pizza; ciambelle; crostate; castagne; patate; ceci; fagioli; fave; lenticchie; piselli; agnello grasso; anatra; bovino grasso; cappone; cervella; coniglio grasso; coppa; cotechino; maiale grasso; mortadella; prosciutto cotto; prosciutto crudo; salame; salsiccia; würstel; zampone; anguilla; aringa (affumicata e salata); salmone fresco; sardine all'olio; sgombri all'olio; tonno; asiago; caciocavallo; emmental; fontina; gorgonzola; grana; groviera; mascarpone; montasio; pecorino; provolone; ricotta romana; robiola; stracchino; taleggio; arachidi tostate; mandorle secche; nocciole; noci secche; uova: latte; burro; margarina; olio di oliva; olio di semi; maionese; olive; pancetta di maiale; panna; patate fritte; asparagi; barbabietole; carote; cavoli; cicoria; cipolle; peperoni; porri; spinaci; verza; sale

Mortadella

associazioni corrette:
broccolo a testa; carciofi; cavolo cappuccio; cavolfiore; cetrioli; finocchi; melanzane; radicchio; ravanelli; sedano; zucchine; asparagi; barbabietole; carote; cavoli; cicoria; cipolle; peperoni; porri; spinaci; verza

associazioni scorrette:
ananas; arance; limoni; mandaranci; mandarini; pompelmi; albicocche; ciliege; fragole; kiwi; mele; nespole; pere; pesche; prugne; banane; cachi; datteri; fichi; papaya; uva; fichi secchi; prugne secche; uva sultanina; anguria; cocomero; melone; miele; dolciumi; zucchero; latte; sale

Mozzarella

associazioni corrette:
albicocche; ciliege; fragole; kiwi; mele; nespole; pere; pesche; prugne; banane; cachi; datteri; fichi; papaya; uva; fichi secchi; prugne secche; uva sultanina; agnello magro; bovino magro; bresaola; capretto; cavallo; coniglio magro; fegato; maiale magro; pollo; prosciutto crudo magro; vitello; aragosta; arselle; branzino; cefalo; cernia; cozza; dentice; gambero; nasello; murena; orata; palombo; pesce spada; polpo; rana pescatrice; sarago; seppia; sogliola; spigola; trota; vongola; caciottina fresca; camembert; certosino; edam fresco; provola affumicata; ricotta magra; albume; broccolo a testa; carciofi; cavolo cappuccio; cavolfiore; cetrioli; finocchi; melanzane; radicchio; ravanelli; sedano; zucchine

associazioni scorrette:
grano; mais; orzo; riso; biscotti; brioche; cornflakes; crackers; farina; fette biscottate; fiocchi d'avena; panettone; pasta di semola; pizza; ciambelle; crostate; castagne; patate; ceci; fagioli; fave; lenticchie; piselli; latte; sale

Nasello *associazioni corrette:*
albicocche; ciliege; fragole; kiwi; mele; nespole; pere; pesche; prugne; banane; cachi; datteri; fichi; papaya; uva; fichi secchi; prugne secche; uva sultanina; agnello magro; bovino magro; bresaola; capretto; cavallo; coniglio magro; fegato; maiale magro; pollo; prosciutto crudo magro; vitello; aragosta; arselle; branzino; cefalo; cernia; cozza; dentice; gambero; murena; orata; palombo; pesce spada; polpo; rana pescatrice; sarago; seppia; sogliola; spigola; trota; vongola; caciottina fresca; camembert; certosino; edam fresco; mozzarella; provola affumicata; ricotta magra; albume; broccolo a testa; carciofi; cavolo cappuccio; cavolfiore; cetrioli; finocchi; melanzane; radicchio; ravanelli; sedano; zucchine;

---

associazioni scorrette:
grano; mais; orzo; riso; biscotti; brioche; cornflakes; crackers; farina; fette biscottate; fiocchi d'avena; panettone; pasta di semola; pizza; ciambelle; crostate; castagne; patate; ceci; fagioli; fave; lenticchie; piselli; latte; sale

Nespole *associazioni corrette:*
ananas; arance; limoni; mandaranci; mandarini; pompelmi; albicocche; ciliege; fragole; kiwi; mele; pere; pesche; prugne; banane; cachi; datteri; fichi; papaya; uva; fichi secchi; prugne secche; uva sultanina; miele; agnello magro; bovino magro; bresaola; capretto; cavallo; coniglio magro; fegato; maiale magro; pollo; prosciutto crudo magro; vitello; aragosta; arselle; branzino; cefalo; cernia; cozza; dentice; gambero; nasello; murena; orata; palombo; pesce spada; polpo; rana pescatrice; sarago; seppia; sogliola; spigola; trota; vongola; caciottina fresca; camembert; certosino; edam fresco; mozzarella; provola affumicata; ricotta magra; albume

---

associazioni scorrette:
dolciumi; zucchero; grano; mais; orzo; riso; biscotti; brioche; cornflakes; crackers; farina; fette biscottate; fiocchi d'avena; panettone; pasta di semola; pizza; ciambelle; crostate; castagne; patate; ceci; fagioli; fave; lenticchie; piselli; agnello grasso; anatra; bovino grasso; cappone; cervella; coniglio grasso; coppa; cotechino; maiale grasso; mortadella; prosciutto cotto; prosciutto crudo; salame; salsiccia; würstel; zampone; anguilla; aringa (affumicata e salata); salmone fresco; sardine all'olio; sgombri all'olio; tonno; asiago; caciocavallo; emmental; fontina; gorgonzola; grana; groviera; mascarpone; montasio; pecorino; provolone; ricotta romana; robiola; stracchino; taleggio; arachidi tostate; mandorle secche; nocciole; noci secche; uova; latte; burro; margarina; olio di oliva; olio di semi; maionese; olive; pancetta di maiale; panna; patate fritte; asparagi; barbabietole; carote; cavoli; cicoria; cipolle; peperoni; porri; spinaci; verza; sale

Noci secche

associazioni corrette:
broccolo a testa; carciofi; cavolo cappuccio; cavolfiore; cetrioli; finocchi; melanzane; radicchio; ravanelli; sedano; zucchine; asparagi; barbabietole; carote; cavoli; cicoria; cipolle; peperoni; porri; spinaci; verza

associazioni scorrette:
ananas; arance; limoni; mandaranci; mandarini; pompelmi; albicocche; ciliege; fragole; kiwi; mele; nespole; pere; pesche; prugne; banane; cachi; datteri; fichi; papaya; uva; fichi secchi; prugne secche; uva sultanina; anguria; cocomero; melone; miele; dolciumi; zucchero; latte; sale

Olio di oliva

associazioni corrette:
broccolo a testa; carciofi; cavolo cappuccio; cavolfiore; cetrioli; finocchi; melanzane; radicchio; ravanelli; sedano; zucchine; asparagi; barbabietole; carote; cavoli; cicoria; cipolle; peperoni; porri; spinaci; verza

associazioni scorrette:
ananas; arance; limoni; mandaranci; mandarini; pompelmi; albicocche; ciliege; fragole; kiwi; mele; nespole; pere; pesche; prugne; anguria; cocomero; melone; latte; sale

Olio di semi

associazioni corrette:
broccolo a testa; carciofi; cavolo cappuccio; cavolfiore; cetrioli; finocchi; melanzane; radicchio; ravanelli; sedano; zucchine; asparagi; barbabietole; carote; cavoli; cicoria; cipolle; peperoni; porri; spinaci; verza

associazioni scorrette:
ananas; arance; limoni; mandaranci; mandarini; pompelmi; albicocche; ciliege; fragole; kiwi; mele; nespole; pere; pesche; prugne; anguria; cocomero; melone; latte; sale

Olive

associazioni corrette:
broccolo a testa; carciofi; cavolo cappuccio; cavolfiore; cetrioli; finocchi; melanzane; radicchio; ravanelli; sedano; zucchine; asparagi; barbabietole; carote; cavoli; cicoria; cipolle; peperoni; porri; spinaci; verza

associazioni scorrette:
ananas; arance; limoni; mandaranci; mandarini; pompelmi; albicocche; ciliege; fragole; kiwi; mele; nespole; pere; pesche; prugne; anguria; cocomero; melone; latte; sale

Orata *associazioni corrette:*
albicocche; ciliege; fragole; kiwi; mele; nespole; pere; pesche; prugne; banane; cachi; datteri; fichi; papaya; uva; fichi secchi; prugne secche; uva sultanina; agnello magro; bovino magro; bresaola; capretto; cavallo; coniglio magro; fegato; maiale magro; pollo; prosciutto crudo magro; vitello; aragosta; arselle; branzino; cefalo; cernia; cozza; dentice; gambero; nasello; murena; palombo; pesce spada; polpo; rana pescatrice; sarago; seppia; sogliola; spigola; trota; vongola; caciottina fresca; camembert; certosino; edam fresco; mozzarella; provola affumicata; ricotta magra; albume; broccolo a testa; carciofi; cavolo cappuccio; cavolfiore; cetrioli; finocchi; melanzane; radicchio; ravanelli; sedano; zucchine

associazioni scorrette:
grano; mais; riso; biscotti; brioche; cornflakes; crackers; farina; fette biscottate; fiocchi d'avena; panettone; pasta di semola; pizza; ciambelle; crostate; castagne; patate; ceci; fagioli; fave; lenticchie; piselli; latte; sale

Orzo *associazioni corrette:*
grano; mais; riso; biscotti; brioche; cornflakes; crackers; farina; fette biscottate; fiocchi d'avena; panettone; pasta di semola; pizza; ciambelle; crostate; castagne; patate; broccolo a testa; carciofi; cavolo cappuccio; cavolfiore; cetrioli; finocchi; melanzane; radicchio; ravanelli; sedano; zucchine; asparagi; barbabietole; carote; cavoli; cicoria; cipolle; peperoni; porri; spinaci; verza

associazioni scorrette:
ananas; arance; limoni; mandaranci; mandarini; pompelmi; albicocche; ciliege; fragole; kiwi; mele; nespole; pere; pesche; prugne; banane; cachi; datteri; fichi; papaya; uva; fichi secchi; prugne secche; uva sultanina; anguria; cocomero; melone; miele; dolciumi; zucchero; agnello magro; bovino magro; bresaola; capretto; cavallo; coniglio magro; fegato; maiale magro; pollo; prosciutto crudo magro; vitello; aragosta; arselle; branzino; cefalo; cernia; cozza; dentice; gambero; nasello; murena; orata; palombo; pesce spada; polpo; rana pescatrice; sarago; seppia; sogliola; spigola; trota; vongola; caciottina fresca; camembert; certosino; edam fresco; mozzarella; provola affumicata; ricotta magra; albume; latte; sale

Palombo *associazioni corrette:*
albicocche; ciliege; fragole; kiwi; mele; nespole; pere; pesche; prugne; banane; cachi; datteri; fichi; papaya; uva; fichi secchi; prugne secche; uva sultanina; agnello magro; bovino magro; bresaola; capretto; cavallo; coniglio magro; fegato; maiale magro; pollo; prosciutto crudo magro; vitello; aragosta; arselle; branzino; cefalo; cernia; cozza; dentice;

gambero; nasello; murena; orata; pesce spada; polpo; rana pescatrice; sarago; seppia; sogliola; spigola; trota; vongola; caciottina fresca; camembert; certosino; edam fresco; mozzarella; provola affumicata; ricotta magra; albume; broccolo a testa; carciofi; cavolo cappuccio; cavolfiore; cetrioli; finocchi; melanzane; radicchio; ravanelli; sedano; zucchine

associazioni scorrette:
grano; mais; orzo; riso; biscotti; brioche; cornflakes; crackers; farina; fette biscottate; fiocchi d'avena; panettone; pasta di semola; pizza; ciambelle; crostate; castagne; patate; ceci; fagioli; fave; lenticchie; piselli; latte; sale

Panna

associazioni corrette:
broccolo a testa; carciofi; cavolo cappuccio; cavolfiore; cetrioli; finocchi; melanzane; radicchio; ravanelli; sedano; zucchine; asparagi; barbabietole; carote; cavoli; cicoria; cipolle; peperoni; porri; spinaci; verza

associazioni scorrette:
ananas; arance; limoni; mandaranci; mandarini; pompelmi; albicocche; ciliege; fragole; kiwi; mele; nespole; pere; pesche; prugne; anguria; cocomero; melone; latte; sale

Pasta

associazioni corrette:
grano; mais; orzo; riso; biscotti; brioche; cornflakes; crackers; farina; fette biscottate; fiocchi d'avena; panettone; pizza; ciambelle; crostate; castagne; patate; broccolo a testa; carciofi; cavolo cappuccio; cavolfiore; cetrioli; finocchi; melanzane; radicchio; ravanelli; sedano; zucchine; asparagi; barbabietole; carote; cavoli; cicoria; cipolle; peperoni; porri; spinaci; verza

associazioni scorrette:
ananas; arance; limoni; mandaranci; mandarini; pompelmi; albicocche; ciliege; fragole; kiwi; mele; nespole; pere; pesche; prugne; banane; cachi; datteri; fichi; papaya; uva; fichi secchi; prugne secche; uva sultanina; anguria; cocomero; melone; miele; dolciumi; zucchero; agnello magro; bovino magro; bresaola; capretto; cavallo; coniglio magro; fegato; maiale magro; pollo; prosciutto crudo magro; vitello; aragosta; arselle; branzino; cefalo; cernia; cozza; dentice; gambero; nasello; murena; orata; palombo; pesce spada; polpo; rana pescatrice; sarago; seppia; sogliola; spigola; trota; vongola; caciottina fresca; camembert; certosino; edam fresco; mozzarella; provola affumicata; ricotta magra; albume; latte; sale

Patate

associazioni corrette:
grano; mais; orzo; riso; biscotti; brioche; cornflakes; crackers; farina; fette biscottate; fiocchi d'avena; panettone; pasta di semola; pizza; ciambelle; crostate; castagne; broccolo a testa; carciofi; cavolo cappuccio; cavolfiore; cetrioli; finocchi; melanzane; radicchio; ravanelli; sedano; zucchine; asparagi; barbabietole; carote; cavoli; cicoria; cipolle; peperoni; porri; spinaci; verza

associazioni scorrette:
ananas; arance; limoni; mandaranci; mandarini; pompelmi; albicocche; ciliege; fragole; kiwi; mele; nespole; pere; pesche; prugne; banane; cachi; datteri; fichi; papaya; uva; fichi secchi; prugne secche; uva sultanina; anguria; cocomero; melone; miele; dolciumi; zucchero; agnello magro; bovino magro; bresaola; capretto; cavallo; coniglio magro; fegato; maiale magro; pollo; prosciutto crudo magro; vitello; aragosta; arselle; branzino; cefalo; cernia; cozza; dentice; gambero; nasello; murena; orata; palombo; pesce spada; polpo; rana pescatrice; sarago; seppia; sogliola; spigola; trota; vongola; caciottina fresca; camembert; certosino; edam fresco; mozzarella; provola affumicata; ricotta magra; albume; latte; sale

Pecorino

associazioni corrette:
broccolo a testa; carciofi; cavolo cappuccio; cavolfiore; cetrioli; finocchi; melanzane; radicchio; ravanelli; sedano; zucchine; asparagi; barbabietole; carote; cavoli; cicoria; cipolle; peperoni; porri; spinaci; verza

associazioni scorrette:
ananas; arance; limoni; mandaranci; mandarini; pompelmi; albicocche; ciliege; fragole; kiwi; mele; nespole; pere; pesche; prugne; banane; cachi; datteri; fichi; papaya; uva; fichi secchi; prugne secche; uva sultanina; anguria; cocomero; melone; miele; dolciumi; zucchero; latte; sale

Peperoni

associazioni corrette:
grano; mais; orzo; riso; biscotti; brioche; cornflakes; crackers; farina; fette biscottate; fiocchi d'avena; panettone; pasta di semola; pizza; ciambelle; crostate; castagne; patate; agnello grasso; anatra; bovino grasso; cappone; cervella; coniglio grasso; coppa; cotechino; maiale grasso; mortadella; prosciutto cotto; prosciutto crudo; salame; salsiccia; würstel; zampone; anguilla; aringa (affumicata e salata); salmone fresco; sardine all'olio; sgombri all'olio; tonno; asiago; caciocavallo; emmental; fontina; gorgonzola; grana; groviera; mascarpone; montasio; pecorino; provolone; ricotta romana; robiola; stracchino; taleggio; arachidi tostate; mandorle secche; nocciole; noci secche; uova:

burro; margarina; olio di oliva; olio di semi; maionese; olive; pancetta di maiale; panna; patate fritte; broccolo a testa; carciofi; cavolo cappuccio; cavolfiore; cetrioli; finocchi; melanzane; radicchio; ravanelli; sedano; zucchine; asparagi; barbabietole; carote; cavoli; cicoria; cipolle; porri; spinaci; verza; acqua

---

associazioni scorrette:
ananas; arance; limoni; mandaranci; mandarini; pompelmi; albicocche; ciliege; fragole; kiwi; mele; nespole; pere; pesche; prugne; banane; cachi; datteri; fichi; papaya; uva; fichi secchi; prugne secche; uva sultanina; anguria; cocomero; melone; miele; dolciumi; zucchero; latte

Pere

associazioni corrette:
ananas; arance; limoni; mandaranci; mandarini; pompelmi; albicocche; ciliege; fragole; kiwi; mele; nespole; pesche; prugne; banane; cachi; datteri; fichi; papaya; uva; fichi secchi; prugne secche; uva sultanina; miele; agnello magro; bovino magro; bresaola; capretto; cavallo; coniglio magro; fegato; maiale magro; pollo; prosciutto crudo magro; vitello; aragosta; arselle; branzino; cefalo; cernia; cozza; dentice; gambero; nasello; murena; orata; palombo; pesce spada; polpo; rana pescatrice; sarago; seppia; sogliola; spigola; trota; vongola; caciottina fresca; camembert; certosino; edam fresco; mozzarella; provola affumicata; ricotta magra; albume

---

associazioni scorrette:
dolciumi; zucchero; grano; mais; orzo; riso; biscotti; brioche; cornflakes; crackers; farina; fette biscottate; fiocchi d'avena; panettone; pasta di semola; pizza; ciambelle; crostate; castagne; patate; ceci; fagioli; fave; lenticchie; piselli; agnello grasso; anatra; bovino grasso; cappone; cervella; coniglio grasso; coppa; cotechino; maiale grasso; mortadella; prosciutto cotto; prosciutto crudo; salame; salsiccia; würstel; zampone; anguilla; aringa (affumicata e salata); salmone fresco; sardine all'olio; sgombri all'olio; tonno; asiago; caciocavallo; emmental; fontina; gorgonzola; grana; groviera; mascarpone; montasio; pecorino; provolone; ricotta romana; robiola; stracchino; taleggio; arachidi tostate; mandorle secche; nocciole; noci secche; uova; latte; burro; margarina; olio di oliva; olio di semi; maionese; olive; pancetta di maiale; panna; patate fritte; asparagi; barbabietole; carote; cavoli; cicoria; cipolle; peperoni; porri; spinaci; verza; sale

Pesce spada

associazioni corrette:
albicocche; ciliege; fragole; kiwi; mele; nespole; pere; pesche; prugne; banane; cachi; datteri; fichi; papaya; uva; fichi secchi; prugne secche; uva sultanina; agnello magro; bovino magro; bresaola; capretto; cavallo; coniglio magro; fegato; maiale magro; pollo; prosciutto crudo magro; vitello; aragosta; arselle; branzino; cefalo; cernia; cozza; dentice;

gambero; nasello; murena; orata; palombo; polpo; rana pescatrice; sarago; seppia; sogliola; spigola; trota; vongola; caciottina fresca; camembert; certosino; edam fresco; mozzarella; provola affumicata; ricotta magra; albume; broccolo a testa; carciofi; cavolo cappuccio; cavolfiore; cetrioli; finocchi; melanzane; radicchio; ravanelli; sedano; zucchine

---

associazioni scorrette:
grano; mais; orzo; riso; biscotti; brioche; cornflakes; crackers; farina; fette biscottate; fiocchi d'avena; panettone; pasta di semola; pizza; ciambelle; crostate; castagne; patate; ceci; fagioli; fave; lenticchie; piselli; latte; sale

Pesche

associazioni corrette:
ananas; arance; limoni; mandaranci; mandarini; pompelmi; albicocche; ciliege; fragole; kiwi; mele; nespole; pere; prugne; banane; cachi; datteri; fichi; papaya; uva; fichi secchi; prugne secche; uva sultanina; miele; agnello magro; bovino magro; bresaola; capretto; cavallo; coniglio magro; fegato; maiale magro; pollo; prosciutto crudo magro; vitello; aragosta; arselle; branzino; cefalo; cernia; cozza; dentice; gambero; nasello; murena; orata; palombo; pesce spada; polpo; rana pescatrice; sarago; seppia; sogliola; spigola; trota; vongola; caciottina fresca; camembert; certosino; edam fresco; mozzarella; provola affumicata; ricotta magra; albume

---

associazioni scorrette:
dolciumi; zucchero; grano; mais; orzo; riso; biscotti; brioche; cornflakes; crackers; farina; fette biscottate; fiocchi d'avena; panettone; pasta di semola; pizza; ciambelle; crostate; castagne; patate; ceci; fagioli; fave; lenticchie; piselli; agnello grasso; anatra; bovino grasso; cappone; cervella; coniglio grasso; coppa; cotechino; maiale grasso; mortadella; prosciutto cotto; prosciutto crudo; salame; salsiccia; würstel; zampone; anguilla; aringa (affumicata e salata); salmone fresco; sardine all'olio; sgombri all'olio; tonno; asiago; caciocavallo; emmental; fontina; gorgonzola; grana; groviera; mascarpone; montasio; pecorino; provolone; ricotta romana; robiola; stracchino; taleggio; arachidi tostate; mandorle secche; nocciole; noci secche; uova; latte; burro; margarina; olio di oliva; olio di semi; maionese; olive; pancetta di maiale; panna; patate fritte; asparagi; barbabietole; carote; cavoli; cicoria; cipolle; peperoni; porri; spinaci; verza; sale

Piselli

associazioni corrette:
ceci; fagioli; fave; lenticchie; broccolo a testa; carciofi; cavolo cappuccio; cavolfiore; cetrioli; finocchi; melanzane; radicchio; ravanelli; sedano; zucchine

associazioni scorrette:
ananas; arance; limoni; mandaranci; mandarini; pompelmi; albicocche; ciliege; fragole; kiwi; mele; nespole; pere; pesche; prugne; banane; cachi; datteri; fichi; papaya; uva; fichi secchi; prugne secche; uva sultanina; anguria; cocomero; melone; miele; dolciumi; zucchero; latte

Pollo

associazioni corrette:
albicocche; ciliege; fragole; kiwi; mele; nespole; pere; pesche; prugne; banane; cachi; datteri; fichi; papaya; uva; fichi secchi; prugne secche; uva sultanina; agnello magro; bovino magro; bresaola; capretto; cavallo; coniglio magro; fegato; maiale magro; prosciutto crudo magro; vitello; aragosta; arselle; branzino; cefalo; cernia; cozza; dentice; gambero; nasello; murena; orata; palombo; pesce spada; polpo; rana pescatrice; sarago; seppia; sogliola; spigola; trota; vongola; caciottina fresca; camembert; certosino; edam fresco; mozzarella; provola affumicata; ricotta magra; albume; broccolo a testa; carciofi; cavolo cappuccio; cavolfiore; cetrioli; finocchi; melanzane; radicchio; ravanelli; sedano; zucchine

---

associazioni scorrette:
grano; mais; orzo; riso; biscotti; brioche; cornflakes; crackers; farina; fette biscottate; fiocchi d'avena; panettone; pasta di semola; pizza; ciambelle; crostate; castagne; patate; ceci; fagioli; fave; lenticchie; piselli; latte; sale

Polpo

associazioni corrette:
albicocche; ciliege; fragole; kiwi; mele; nespole; pere; pesche; prugne; banane; cachi; datteri; fichi; papaya; uva; fichi secchi; prugne secche; uva sultanina; agnello magro; bovino magro; bresaola; capretto; cavallo; coniglio magro; fegato; maiale magro; pollo; prosciutto crudo magro; vitello; aragosta; arselle; branzino; cefalo; cernia; cozza; dentice; gambero; nasello; murena; orata; palombo; pesce spada; rana pescatrice; sarago; seppia; sogliola; spigola; trota; vongola; caciottina fresca; camembert; certosino; edam fresco; mozzarella; provola affumicata; ricotta magra; albume; broccolo a testa; carciofi; cavolo cappuccio; cavolfiore; cetrioli; finocchi; melanzane; radicchio; ravanelli; sedano; zucchine

---

associazioni scorrette:
grano; mais; orzo; riso; biscotti; brioche; cornflakes; crackers; farina; fette biscottate; fiocchi d'avena; panettone; pasta di semola; pizza; ciambelle; crostate; castagne; patate; ceci; fagioli; fave; lenticchie; piselli; latte; sale

Pompelmi *associazioni corrette:*
ananas; arance; limoni; mandaranci; mandarini; albicocche; ciliege; fragole; kiwi; mele; nespole; pere; pesche; prugne

associazioni scorrette:
dolciumi; zucchero; grano; mais; orzo; riso; biscotti; brioche; cornflakes; crackers; farina; fette biscottate; fiocchi d'avena; panettone; pasta di semola; pizza; ciambelle; crostate; castagne; patate; ceci; fagioli; fave; lenticchie; piselli; agnello grasso; anatra; bovino grasso; cappone; cervella; coniglio grasso; coppa; cotechino; maiale grasso; mortadella; prosciutto cotto; prosciutto crudo; salame; salsiccia; würstel; zampone; anguilla; aringa (affumicata e salata); salmone fresco; sardine all'olio; sgombri all'olio; tonno; asiago; caciocavallo; emmental; fontina; gorgonzola; grana; groviera; mascarpone; montasio; pecorino; provolone; ricotta romana; robiola; stracchino; taleggio; arachidi tostate; mandorle secche; nocciole; noci secche; uova; latte; burro; margarina; olio di oliva; olio di semi; maionese; olive; pancetta di maiale; panna; patate fritte; asparagi; barbabietole; carote; cavoli; cicoria; cipolle; peperoni; porri; spinaci; verza; sale

Porri *associazioni corrette:*
grano; mais; orzo; riso; biscotti; brioche; cornflakes; crackers; farina; fette biscottate; fiocchi d'avena; panettone; pasta di semola; pizza; ciambelle; crostate; castagne; patate; agnello grasso; anatra; bovino grasso; cappone; cervella; coniglio grasso; coppa; cotechino; maiale grasso; mortadella; prosciutto cotto; prosciutto crudo; salame; salsiccia; würstel; zampone; anguilla; aringa (affumicata e salata); salmone fresco; sardine all'olio; sgombri all'olio; tonno; asiago; caciocavallo; emmental; fontina; gorgonzola; grana; groviera; mascarpone; montasio; pecorino; provolone; ricotta romana; robiola; stracchino; taleggio; arachidi tostate; mandorle secche; nocciole; noci secche; uova: burro; margarina; olio di oliva; olio di semi; maionese; olive; pancetta di maiale; panna; patate fritte; broccolo a testa; carciofi; cavolo cappuccio; cavolfiore; cetrioli; finocchi; melanzane; radicchio; ravanelli; sedano; zucchine; asparagi; barbabietole; carote; cavoli; cicoria; cipolle; peperoni; spinaci; verza; acqua

associazioni scorrette:
ananas; arance; limoni; mandaranci; mandarini; pompelmi; albicocche; ciliege; fragole; kiwi; mele; nespole; pere; pesche; prugne; banane; cachi; datteri; fichi; papaya; uva; fichi secchi; prugne secche; uva sultanina; anguria; cocomero; melone; miele; dolciumi; zucchero; latte

Prosciutto *associazioni corrette:*
broccolo a testa; carciofi; cavolo cappuccio; cavolfiore; cetrioli; finocchi; melanzane; radicchio; ravanelli; sedano; zucchine; asparagi; barbabietole; carote; cavoli; cicoria; cipolle; peperoni; porri; spinaci; verza

associazioni scorrette:
ananas; arance; limoni; mandaranci; mandarini; pompelmi; albicocche; ciliege; fragole; kiwi; mele; nespole; pere; pesche; prugne; banane; cachi; datteri; fichi; papaya; uva; fichi secchi; prugne secche; uva sultanina; anguria; cocomero; melone; miele; dolciumi; zucchero; latte; sale

Provolone

associazioni corrette:
broccolo a testa; carciofi; cavolo cappuccio; cavolfiore; cetrioli; finocchi; melanzane; radicchio; ravanelli; sedano; zucchine; asparagi; barbabietole; carote; cavoli; cicoria; cipolle; peperoni; porri; spinaci; verza

---

associazioni scorrette:
ananas; arance; limoni; mandaranci; mandarini; pompelmi; albicocche; ciliege; fragole; kiwi; mele; nespole; pere; pesche; prugne; banane; cachi; datteri; fichi; papaya; uva; fichi secchi; prugne secche; uva sultanina; anguria; cocomero; melone; miele; dolciumi; zucchero; latte; sale

Prugne

associazioni corrette:
ananas; arance; limoni; mandaranci; mandarini; pompelmi; albicocche; ciliege; fragole; kiwi; mele; nespole; pere; pesche; banane; cachi; datteri; fichi; papaya; uva; fichi secchi; prugne secche; uva sultanina; miele; agnello magro; bovino magro; bresaola; capretto; cavallo; coniglio magro; fegato; maiale magro; pollo; prosciutto crudo magro; vitello; aragosta; arselle; branzino; cefalo; cernia; cozza; dentice; gambero; nasello; murena; orata; palombo; pesce spada; polpo; rana pescatrice; sarago; seppia; sogliola; spigola; trota; vongola; caciottina fresca; camembert; certosino; edam fresco; mozzarella; provola affumicata; ricotta magra; albume

---

associazioni scorrette:
dolciumi; zucchero; grano; mais; orzo; riso; biscotti; brioche; cornflakes; crackers; farina; fette biscottate; fiocchi d'avena; panettone; pasta di semola; pizza; ciambelle; crostate; castagne; patate; ceci; fagioli; fave; lenticchie; piselli; agnello grasso; anatra; bovino grasso; cappone; cervella; coniglio grasso; coppa; cotechino; maiale grasso; mortadella; prosciutto cotto; prosciutto crudo; salame; salsiccia; würstel; zampone; anguilla; aringa (affumicata e salata); salmone fresco; sardine all'olio; sgombri all'olio; tonno; asiago; caciocavallo; emmental; fontina; gorgonzola; grana; groviera; mascarpone; montasio; pecorino; provolone; ricotta romana; robiola; stracchino; taleggio; arachidi tostate; mandorle secche; nocciole; noci secche; uova; latte; burro; margarina; olio di oliva; olio di semi; maionese; olive; pancetta di maiale; panna; patate fritte; asparagi; barbabietole; carote; cavoli; cicoria; cipolle; peperoni; porri; spinaci; verza; sale

Prugne secche *associazioni corrette:*
albicocche; ciliege; fragole; kiwi; mele; nespole; pere; pesche; prugne; banane; cachi; datteri; fichi; papaya; uva; fichi secchi; uva sultanina; agnello magro; bovino magro; bresaola; capretto; cavallo; coniglio magro; fegato; maiale magro; pollo; prosciutto crudo magro; vitello; aragosta; arselle; branzino; cefalo; cernia; cozza; dentice; gambero; nasello; murena; orata; palombo; pescespada; polpo; rana pescatrice; sarago; seppia; sogliola; spigola; trota; vongola; caciottina fresca; camembert; certosino; edam fresco; mozzarella; provola affumicata; ricotta magra; albume; acqua

---

associazioni scorrette:
grano; mais; orzo; riso; biscotti; brioche; cornflakes; crackers; farina; fette biscottate; fiocchi d'avena; panettone; pasta di semola; pizza; ciambelle; crostate; castagne; patate; ceci; fagioli; fave; lenticchie; piselli; agnello grasso; anatra; bovino grasso; cappone; cervella; coniglio grasso; coppa; cotechino; maiale grasso; mortadella; prosciutto cotto; prosciutto crudo; salame; salsiccia; würstel; zampone; anguilla; aringa (affumicata e salata); salmone fresco; sardine all'olio; sgombri all'olio; tonno; asiago; caciocavallo; emmental; fontina; gorgonzola; grana; groviera; mascarpone; montasio; pecorino; provolone; ricotta romana; robiola; stracchino; taleggio; arachidi tostate; mandorle secche; nocciole; noci secche; uova; latte; asparagi; barbabietole; carote; cavoli; cicoria; cipolle; peperoni; porri; spinaci; verza; sale

Radicchio *associazioni corrette:*
grano; mais; orzo; riso; biscotti; brioche; cornflakes; crackers; farina; fette biscottate; fiocchi d'avena; panettone; pasta di semola; pizza; ciambelle; crostate; castagne; patate; ceci; fagioli; fave; lenticchie; piselli; agnello magro; bovino magro; bresaola; capretto; cavallo; coniglio magro; fegato; maiale magro; pollo; prosciutto crudo magro; vitello; aragosta; arselle; branzino; cefalo; cernia; cozza; dentice; gambero; nasello; murena; orata; palombo; pesce spada; polpo; rana pescatrice; sarago; seppia; sogliola; spigola; trota; vongola; caciottina fresca; camembert; certosino; edam fresco; mozzarella; provola affumicata; ricotta magra; albume; agnello grasso; anatra; bovino grasso; cappone; cervella; coniglio grasso; coppa; cotechino; maiale grasso; mortadella; prosciutto cotto; prosciutto crudo; salame; salsiccia; würstel; zampone; anguilla; aringa (affumicata e salata); salmone fresco; sardine all'olio; sgombri all'olio; tonno; asiago; caciocavallo; emmental; fontina; gorgonzola; grana; groviera; mascarpone; montasio; pecorino; provolone; ricotta romana; robiola; stracchino; taleggio; arachidi tostate; mandorle secche; nocciole; noci secche; uova; burro; margarina; olio di oliva; olio di semi; maionese; olive; pancetta di maiale; panna; patate fritte; broccolo a testa; carciofi; cavolo cappuccio; cavolfiore;

cetrioli; finocchi; melanzane; ravanelli; sedano; zucchine; asparagi; barbabietole; carote; cavoli; cicoria; cipolle; peperoni; porri; spinaci; verza; acqua

associazioni scorrette:
latte

Ricotta magra

associazioni corrette:
albicocche; ciliege; fragole; kiwi; mele; nespole; pere; pesche; prugne; banane; cachi; datteri; fichi; papaya; uva; fichi secchi; prugne secche; uva sultanina; agnello magro; bovino magro; bresaola; capretto; cavallo; coniglio magro; fegato; maiale magro; pollo; prosciutto crudo magro; vitello; aragosta; arselle; branzino; cefalo; cernia; cozza; dentice; gambero; nasello; murena; orata; palombo; pesce spada; polpo; rana pescatrice; sarago; seppia; sogliola; spigola; trota; vongola; caciottina fresca; camembert; certosino; edam fresco; mozzarella; provola affumicata; albume; broccolo a testa; carciofi; cavolo cappuccio; cavolfiore; cetrioli; finocchi; melanzane; radicchio; ravanelli; sedano; zucchine

associazioni scorrette:
grano; mais; orzo; riso; biscotti; brioche; cornflakes; crackers; farina; fette biscottate; fiocchi d'avena; panettone; pasta di semola; pizza; ciambelle; crostate; castagne; patate; ceci; fagioli; fave; lenticchie; piselli; latte; sale

Riso

associazioni corrette:
grano; mais; orzo; biscotti; brioche; cornflakes; crackers; farina; fette biscottate; fiocchi d'avena; panettone; pasta di semola; pizza; ciambelle; crostate; castagne; patate; broccolo a testa; carciofi; cavolo cappuccio; cavolfiore; cetrioli; finocchi; melanzane; radicchio; ravanelli; sedano; zucchine; asparagi; barbabietole; carote; cavoli; cicoria; cipolle; peperoni; porri; spinaci; verza

associazioni scorrette:
ananas; arance; limoni; mandaranci; mandarini; pompelmi; albicocche; ciliege; fragole; kiwi; mele; nespole; pere; pesche; prugne; banane; cachi; datteri; fichi; papaya; uva; fichi secchi; prugne secche; uva sultanina; anguria; cocomero; melone; miele; dolciumi; zucchero; agnello magro; bovino magro; bresaola; capretto; cavallo; coniglio magro; fegato; maiale magro; pollo; prosciutto crudo magro; vitello; aragosta; arselle; branzino; cefalo; cernia; cozza; dentice; gambero; nasello; murena; orata; palombo; pesce spada; polpo; rana pescatrice; sarago; seppia; sogliola; spigola; trota; vongola; caciottina fresca; camembert; certosino; edam fresco; mozzarella; provola affumicata; ricotta magra; albume; latte; sale

Salame *associazioni corrette:*
broccolo a testa; carciofi; cavolo cappuccio; cavolfiore; cetrioli; finocchi; melanzane; radicchio; ravanelli; sedano; zucchine; asparagi; barbabietole; carote; cavoli; cicoria; cipolle; peperoni; porri; spinaci; verza

---

associazioni scorrette:
ananas; arance; limoni; mandaranci; mandarini; pompelmi; albicocche; ciliege; fragole; kiwi; mele; nespole; pere; pesche; prugne; banane; cachi; datteri; fichi; papaya; uva; fichi secchi; prugne secche; uva sultanina; anguria; cocomero; melone; miele; dolciumi; zucchero; latte; sale

Salmone fresco *associazioni corrette:*
broccolo a testa; carciofi; cavolo cappuccio; cavolfiore; cetrioli; finocchi; melanzane; radicchio; ravanelli; sedano; zucchine; asparagi; barbabietole; carote; cavoli; cicoria; cipolle; peperoni; porri; spinaci; verza

---

associazioni scorrette:
ananas; arance; limoni; mandaranci; mandarini; pompelmi; albicocche; ciliege; fragole; kiwi; mele; nespole; pere; pesche; prugne; banane; cachi; datteri; fichi; papaya; uva; fichi secchi; prugne secche; uva sultanina; anguria; cocomero; melone; miele; dolciumi; zucchero; latte; sale

Sardine *associazioni corrette:*
broccolo a testa; carciofi; cavolo cappuccio; cavolfiore; cetrioli; finocchi; melanzane; radicchio; ravanelli; sedano; zucchine; asparagi; barbabietole; carote; cavoli; cicoria; cipolle; peperoni; porri; spinaci; verza

---

associazioni scorrette:
ananas; arance; limoni; mandaranci; mandarini; pompelmi; albicocche; ciliege; fragole; kiwi; mele; nespole; pere; pesche; prugne; banane; cachi; datteri; fichi; papaya; uva; fichi secchi; prugne secche; uva sultanina; anguria; cocomero; melone; miele; dolciumi; zucchero; latte; sale

Seppia *associazioni corrette:*
albicocche; ciliege; fragole; kiwi; mele; nespole; pere; pesche; prugne; banane; cachi; datteri; fichi; papaya; uva; fichi secchi; prugne secche; uva sultanina; agnello magro; bovino magro; bresaola; capretto; cavallo; coniglio magro; fegato; maiale magro; pollo; prosciutto crudo magro; vitello; aragosta; arselle; branzino; cefalo; cernia; cozza; dentice;

gambero; nasello; murena; orata; palombo; pesce spada; polpo; rana pescatrice; sarago; sogliola; spigola; trota; vongola; caciottina fresca; camembert; certosino; edam fresco; mozzarella; provola affumicata; ricotta magra; albume; broccolo a testa; carciofi; cavolo cappuccio; cavolfiore; cetrioli; finocchi; melanzane; radicchio; ravanelli; sedano; zucchine

associazioni scorrette:
grano; mais; orzo; riso; biscotti; brioche; cornflakes; crackers; farina; fette biscottate; fiocchi d'avena; panettone; pasta di semola; pizza; ciambelle; crostate; castagne; patate; ceci; fagioli; fave; lenticchie; piselli; latte; sale

Sgombri

associazioni corrette:
broccolo a testa; carciofi; cavolo cappuccio; cavolfiore; cetrioli; finocchi; melanzane; radicchio; ravanelli; sedano; zucchine; asparagi; barbabietole; carote; cavoli; cicoria; cipolle; peperoni; porri; spinaci; verza

associazioni scorrette:
ananas; arance; limoni; mandaranci; mandarini; pompelmi; albicocche; ciliege; fragole; kiwi; mele; nespole; pere; pesche; prugne; banane; cachi; datteri; fichi; papaya; uva; fichi secchi; prugne secche; uva sultanina; anguria; cocomero; melone; miele; dolciumi; zucchero; latte; sale

Sogliola

associazioni corrette:
albicocche; ciliege; fragole; kiwi; mele; nespole; pere; pesche; prugne; banane; cachi; datteri; fichi; papaya; uva; fichi secchi; prugne secche; uva sultanina; agnello magro; bovino magro; bresaola; capretto; cavallo; coniglio magro; fegato; maiale magro; pollo; prosciutto crudo magro; vitello; aragosta; arselle; branzino; cefalo; cernia; cozza; dentice; gambero; nasello; murena; orata; palombo; pesce spada; polpo; rana pescatrice; sarago; seppia; spigola; trota; vongola; caciottina fresca; camembert; certosino; edam fresco; mozzarella; provola affumicata; ricotta magra; albume; broccolo a testa; carciofi; cavolo cappuccio; cavolfiore; cetrioli; finocchi; melanzane; radicchio; ravanelli; sedano; zucchine

associazioni scorrette:
grano; mais; orzo; riso; biscotti; brioche; cornflakes; crackers; farina; fette biscottate; fiocchi d'avena; panettone; pasta di semola; pizza; ciambelle; crostate; castagne; patate; ceci; fagioli; fave; lenticchie; piselli; latte; sale

Spinaci *associazioni corrette:*
grano; mais; orzo; riso; biscotti; brioche; cornflakes; crackers; farina; fette biscottate; fiocchi d'avena; panettone; pasta di semola; pizza; ciambelle; crostate; castagne; patate; agnello grasso; anatra; bovino grasso; cappone; cervella; coniglio grasso; coppa; cotechino; maiale grasso; mortadella; prosciutto cotto; prosciutto crudo; salame; salsiccia; würstel; zampone; anguilla; aringa (affumicata e salata); salmone fresco; sardine all'olio; sgombri all'olio; tonno; asiago; caciocavallo; emmental; fontina; gorgonzola; grana; groviera; mascarpone; montasio; pecorino; provolone; ricotta romana; robiola; stracchino; taleggio; arachidi tostate; mandorle secche; nocciole; noci secche; uova; burro; margarina; olio di oliva; olio di semi; maionese; olive; pancetta di maiale; panna; patate fritte; broccolo a testa; carciofi; cavolo cappuccio; cavolfiore; cetrioli; finocchi; melanzane; radicchio; ravanelli; sedano; zucchine; asparagi; barbabietole; carote; cavoli; cicoria; cipolle; peperoni; porri; verza; acqua

---

associazioni scorrette:
ananas; arance; limoni; mandaranci; mandarini; pompelmi; albicocche; ciliege; fragole; kiwi; mele; nespole; pere; pesche; prugne; banane; cachi; datteri; fichi; papaya; uva; fichi secchi; prugne secche; uva sultanina; anguria; cocomero; melone; miele; dolciumi; zucchero; latte

Taleggio *associazioni corrette:*
broccolo a testa; carciofi; cavolo cappuccio; cavolfiore; cetrioli; finocchi; melanzane; radicchio; ravanelli; sedano; zucchine; asparagi; barbabietole; carote; cavoli; cicoria; cipolle; peperoni; porri; spinaci; verza

---

associazioni scorrette:
ananas; arance; limoni; mandaranci; mandarini; pompelmi; albicocche; ciliege; fragole; kiwi; mele; nespole; pere; pesche; prugne; banane; cachi; datteri; fichi; papaya; uva; fichi secchi; prugne secche; uva sultanina; anguria; cocomero; melone; miele; dolciumi; zucchero; latte; sale

Tonno *associazioni corrette:*
broccolo a testa; carciofi; cavolo cappuccio; cavolfiore; cetrioli; finocchi; melanzane; radicchio; ravanelli; sedano; zucchine; asparagi; barbabietole; carote; cavoli; cicoria; cipolle; peperoni; porri; spinaci; verza

---

associazioni scorrette:
ananas; arance; limoni; mandaranci; mandarini; pompelmi; albicocche; ciliege; fragole; kiwi; mele; nespole; pere; pesche; prugne; banane; cachi; datteri; fichi; papaya; uva; fichi secchi; prugne secche; uva sultanina; anguria; cocomero; melone; miele; dolciumi; zucchero; latte; sale

Trota

associazioni corrette:
albicocche; ciliege; fragole; kiwi; mele; nespole; pere; pesche; prugne; banane; cachi; datteri; fichi; papaya; uva; fichi secchi; prugne secche; uva sultanina; agnello magro; bovino magro; bresaola; capretto; cavallo; coniglio magro; fegato; maiale magro; pollo; prosciutto crudo magro; vitello; aragosta; arselle; branzino; cefalo; cernia; cozza; dentice; gambero; nasello; murena; orata; palombo; pesce spada; polpo; rana pescatrice; sarago; seppia; sogliola; spigola; vongola; caciottina fresca; camembert; certosino; edam fresco; mozzarella; provola affumicata; ricotta magra; albume; broccolo a testa; carciofi; cavolo cappuccio; cavolfiore; cetrioli; finocchi; melanzane; radicchio; ravanelli; sedano; zucchine

associazioni scorrette:
grano; mais; orzo; riso; biscotti; brioche; cornflakes; crackers; farina; fette biscottate; fiocchi d'avena; panettone; pasta di semola; pizza; ciambelle; crostate; castagne; patate; ceci; fagioli; fave; lenticchie; piselli; latte; sale

Uova

associazioni corrette:
broccolo a testa; carciofi; cavolo cappuccio; cavolfiore; cetrioli; finocchi; melanzane; radicchio; ravanelli; sedano; zucchine; asparagi; barbabietole; carote; cavoli; cicoria; cipolle; peperoni; porri; spinaci; verza

associazioni scorrette:
ananas; arance; limoni; mandaranci; mandarini; pompelmi; albicocche; ciliege; fragole; kiwi; mele; nespole; pere; pesche; prugne; banane; cachi; datteri; fichi; papaya; uva; fichi secchi; prugne secche; uva sultanina; anguria; cocomero; melone; miele; dolciumi; zucchero; latte; sale

Uva

associazioni corrette:
albicocche; ciliege; fragole; kiwi; mele; nespole; pere; pesche; prugne; banane; cachi; datteri; fichi; papaya; fichi secchi; prugne secche; uva sultanina; miele; agnello magro; bovino magro; bresaola; capretto; cavallo; coniglio magro; fegato; maiale magro; pollo; prosciutto crudo magro; vitello; aragosta; arselle; branzino; cefalo; cernia; cozza; dentice; gambero; nasello; murena; orata; palombo; pesce spada; polpo; rana pescatrice; sarago; seppia; sogliola; spigola; trota; vongola; caciottina fresca; camembert; certosino; edam fresco; mozzarella; provola affumicata; ricotta magra; albume

associazioni scorrette:
grano; mais; orzo; riso; biscotti; brioche; cornflakes; crackers; farina; fette biscottate; fiocchi d'avena; panettone; pasta di semola; pizza;

ciambelle; crostate; castagne; patate; ceci; fagioli; fave; lenticchie; piselli; agnello grasso; anatra; bovino grasso; cappone; cervella; coniglio grasso; coppa; cotechino; maiale grasso; mortadella; prosciutto cotto; prosciutto crudo; salame; salsiccia; würstel; zampone; anguilla; aringa (affumicata e salata); salmone fresco; sardine all'olio; sgombri all'olio; tonno; asiago; caciocavallo; emmental; fontina; gorgonzola; grana; groviera; mascarpone; montasio; pecorino; provolone; ricotta romana; robiola; stracchino; taleggio; arachidi tostate; mandorle secche; nocciole; noci secche; uova; latte; asparagi; barbabietole; carote; cavoli; cicoria; cipolle; peperoni; porri; spinaci; verza; sale

Uva sultanina *associazioni corrette:*

albicocche; ciliege; fragole; kiwi; mele; nespole; pere; pesche; prugne; banane; cachi; datteri; fichi; papaya; uva; fichi secchi; prugne secche; agnello magro; bovino magro; bresaola; capretto; cavallo; coniglio magro; fegato; maiale magro; pollo; prosciutto crudo magro; vitello; aragosta; arselle; branzino; cefalo; cernia; cozza; dentice; gambero; nasello; murena; orata; palombo; pesce spada; polpo; rana pescatrice; sarago; seppia; sogliola; spigola; trota; vongola; caciottina fresca; camembert; certosino; edam fresco; mozzarella; provola affumicata; ricotta magra; albume; acqua

---

associazioni scorrette:

grano; mais; orzo; riso; biscotti; brioche; cornflakes; crackers; farina; fette biscottate; fiocchi d'avena; panettone; pasta di semola; pizza; ciambelle; crostate; castagne; patate; ceci; fagioli; fave; lenticchie; piselli; agnello grasso; anatra; bovino grasso; cappone; cervella; coniglio grasso; coppa; cotechino; maiale grasso; mortadella; prosciutto cotto; prosciutto crudo; salame; salsiccia; würstel; zampone; anguilla; aringa (affumicata e salata); salmone fresco; sardine all'olio; sgombri all'olio; tonno; asiago; caciocavallo; emmental; fontina; gorgonzola; grana; groviera; mascarpone; montasio; pecorino; provolone; ricotta romana; robiola; stracchino; taleggio; arachidi tostate; mandorle secche; nocciole; noci secche; uova: latte; asparagi; barbabietole; carote; cavoli; cicoria; cipolle; peperoni; porri; spinaci; verza; sale

Verza *associazioni corrette:*

grano; mais; orzo; riso; biscotti; brioche; cornflakes; crackers; farina; fette biscottate; fiocchi d'avena; panettone; pasta di semola; pizza; ciambelle; crostate; castagne; patate; agnello grasso; anatra; bovino grasso; cappone; cervella; coniglio grasso; coppa; cotechino; maiale grasso; mortadella; prosciutto cotto; prosciutto crudo; salame; salsiccia; würstel; zampone; anguilla; aringa (affumicata e salata); salmone fresco; sardine all'olio; sgombri all'olio; tonno; asiago; caciocavallo; emmental; fontina; gorgonzola; grana; groviera; mascarpone; montasio; pecorino; provolone; ricotta romana; robiola; stracchino; taleggio; arachidi tostate; mandorle secche; nocciole; noci secche; uova: burro; margarina; olio di oliva; olio di semi; maionese; olive; pancetta di maiale; panna; patate fritte; broccolo a testa; carciofi; cavolo cappuccio; cavolfiore; cetrioli; finocchi; melanzane; radicchio; ravanelli; sedano; zucchine; asparagi; barbabietole; carote; cavoli; cicoria; cipolle; peperoni; porri; spinaci; acqua

associazioni scorrette:
ananas; arance; limoni; mandaranci; mandarini; pompelmi; albicocche; ciliege; fragole; kiwi; mele; nespole; pere; pesche; prugne; banane; cachi; datteri; fichi; papaya; uva; fichi secchi; prugne secche; uva sultanina; anguria; cocomero; melone; miele; dolciumi; zucchero; latte

Vitello

associazioni corrette:
albicocche; ciliege; fragole; kiwi; mele; nespole; pere; pesche; prugne; banane; cachi; datteri; fichi; papaya; uva; fichi secchi; prugne secche; uva sultanina; agnello magro; bovino magro; bresaola; capretto; cavallo; coniglio magro; fegato; maiale magro; pollo; prosciutto crudo magro; aragosta; arselle; branzino; cefalo; cernia; cozza; dentice; gambero; nasello; murena; orata; palombo; pesce spada; polpo; rana pescatrice; sarago; seppia; sogliola; spigola; trota; vongola; caciottina fresca; camembert; certosino; edam fresco; mozzarella; provola affumicata; ricotta magra; albume; broccolo a testa; carciofi; cavolo cappuccio; cavolfiore; cetrioli; finocchi; melanzane; radicchio; ravanelli; sedano; zucchine

associazioni scorrette:
grano; mais; orzo; riso; biscotti; brioche; cornflakes; crackers; farina; fette biscottate; fiocchi d'avena; panettone; pasta di semola; pizza; ciambelle; crostate; castagne; patate; ceci; fagioli; fave; lenticchie; piselli; latte; sale

Vongole

associazioni corrette:
albicocche; ciliege; fragole; kiwi; mele; nespole; pere; pesche; prugne; banane; cachi; datteri; fichi; papaya; uva; fichi secchi; prugne secche; uva sultanina; agnello magro; bovino magro; bresaola; capretto; cavallo; coniglio magro; fegato; maiale magro; pollo; prosciutto crudo magro; vitello; aragosta; arselle; branzino; cefalo; cernia; cozza; dentice; gambero; nasello; murena; orata; palombo; pesce spada; polpo; rana pescatrice; sarago; seppia; sogliola; spigola; trota; caciottina fresca; camembert; certosino; edam fresco; mozzarella; provola affumicata; ricotta magra; albume; broccolo a testa; carciofi; cavolo cappuccio; cavolfiore; cetrioli; finocchi; melanzane; radicchio; ravanelli; sedano; zucchine

associazioni scorrette:
grano; mais; orzo; riso; biscotti; brioche; cornflakes; crackers; farina; fette biscottate; fiocchi d'avena; panettone; pasta di semola; pizza; ciambelle; crostate; castagne; patate; ceci; fagioli; fave; lenticchie; piselli; latte; sale

Würstel

associazioni corrette:
broccolo a testa; carciofi; cavolo cappuccio; cavolfiore; cetrioli; finocchi; melanzane; radicchio; ravanelli; sedano; zucchine; asparagi; barbabietole; carote; cavoli; cicoria; cipolle; peperoni; porri; spinaci; verza

---

associazioni scorrette:
ananas; arance; limoni; mandaranci; mandarini; pompelmi; albicocche; ciliege; fragole; kiwi; mele; nespole; pere; pesche; prugne; banane; cachi; datteri; fichi; papaya; uva; fichi secchi; prugne secche; uva sultanina; anguria; cocomero; melone; miele; dolciumi; zucchero; latte; sale

Zampone

associazioni corrette:
broccolo a testa; carciofi; cavolo cappuccio; cavolfiore; cetrioli; finocchi; melanzane; radicchio; ravanelli; sedano; zucchine; asparagi; barbabietole; carote; cavoli; cicoria; cipolle; peperoni; porri; spinaci; verza

---

associazioni scorrette:
ananas; arance; limoni; mandaranci; mandarini; pompelmi; albicocche; ciliege; fragole; kiwi; mele; nespole; pere; pesche; prugne; banane; cachi; datteri; fichi; papaya; uva; fichi secchi; prugne secche; uva sultanina; anguria; cocomero; melone; miele; dolciumi; zucchero; latte; sale

Zucchero

associazioni corrette:
dolciumi; acqua

---

associazioni scorrette:
ananas; arance; limoni; mandaranci; mandarini; pompelmi; albicocche; ciliege; fragole; kiwi; mele; nespole; pere; pesche; prugne; grano; mais; orzo; riso; biscotti; brioche; cornflakes; crackers; farina; fette biscottate; fiocchi d'avena; panettone; pasta di semola; pizza; ciambelle; crostate; castagne; patate; ceci; fagioli; fave; lenticchie; piselli; agnello grasso; anatra; bovino grasso; cappone; cervella; coniglio grasso; coppa; cotechino; maiale grasso; mortadella; prosciutto cotto; prosciutto crudo; salame; salsiccia; würstel; zampone; anguilla; aringa (affumicata e salata); salmone fresco; sardine all'olio; sgombri all'olio; tonno;

asiago; caciocavallo; emmental; fontina; gorgonzola; grana; groviera; mascarpone; montasio; pecorino; provolone; ricotta romana; robiola; stracchino; taleggio; arachidi tostate; mandorle secche; nocciole; noci secche; uova; latte; asparagi; barbabietole; carote; cavoli; cicoria; cipolle; peperoni; porri; spinaci; verza; sale

Zucchine

associazioni corrette:

grano; mais; orzo; riso; biscotti; brioche; cornflakes; crackers; farina; fette biscottate; fiocchi d'avena; panettone; pasta di semola; pizza; ciambelle; crostate; castagne; patate; ceci; fagioli; fave; lenticchie; piselli; agnello magro; bovino magro; bresaola; capretto; cavallo; coniglio magro; fegato; maiale magro; pollo; prosciutto crudo magro; vitello; aragosta; arselle; branzino; cefalo; cernia; cozza; dentice; gambero; nasello; murena; orata; palombo; pesce spada; polpo; rana pescatrice; sarago; seppia; sogliola; spigola; trota; vongola; caciottina fresca; camembert; certosino; edam fresco; mozzarella; provola affumicata; ricotta magra; albume; agnello grasso; anatra; bovino grasso; cappone; cervella; coniglio grasso; coppa; cotechino; maiale grasso; mortadella; prosciutto cotto; prosciutto crudo; salame; salsiccia; würstel; zampone; anguilla; aringa (affumicata e salata); salmone fresco; sardine all'olio; sgombri all'olio; tonno; asiago; caciocavallo; emmental; fontina; gorgonzola; grana; groviera; mascarpone; montasio; pecorino; provolone; ricotta romana; robiola; stracchino; taleggio; arachidi tostate; mandorle secche; nocciole; noci secche; uova; burro; margarina; olio di oliva; olio di semi; maionese; olive; pancetta di maiale; panna; patate fritte; broccolo a testa; carciofi; cavolo cappuccio; cavolfiore; cetrioli; finocchi; melanzane; radicchio; ravanelli; sedano; asparagi; barbabietole; carote; cavoli; cicoria; cipolle; peperoni; porri; spinaci; verza; acqua

---

associazioni scorrette:

latte

INDICE DELLE RICETTE

INDICE

Finito di stampare
nel mese di settembre 1994
presso le Grafiche Milani
Segrate (Milano)